Catarina Jahnke

Stellenwert von urologischen Leitlinien

Catarina Jahnke

Stellenwert von urologischen Leitlinien

-bei der Diagnostik und Therapie
urologischer Erkrankungen-

Südwestdeutscher Verlag für Hochschulschriften

Impressum/Imprint (nur für Deutschland/ only for Germany)
Bibliografische Information der Deutschen Nationalbibliothek: Die Deutsche Nationalbibliothek verzeichnet diese Publikation in der Deutschen Nationalbibliografie; detaillierte bibliografische Daten sind im Internet über http://dnb.d-nb.de abrufbar.

Alle in diesem Buch genannten Marken und Produktnamen unterliegen warenzeichen-, marken- oder patentrechtlichem Schutz bzw. sind Warenzeichen oder eingetragene Warenzeichen der jeweiligen Inhaber. Die Wiedergabe von Marken, Produktnamen, Gebrauchsnamen, Handelsnamen, Warenbezeichnungen u.s.w. in diesem Werk berechtigt auch ohne besondere Kennzeichnung nicht zu der Annahme, dass solche Namen im Sinne der Warenzeichen- und Markenschutzgesetzgebung als frei zu betrachten wären und daher von jedermann benutzt werden dürften.

Verlag: Südwestdeutscher Verlag für Hochschulschriften GmbH & Co. KG
Dudweiler Landstr. 99, 66123 Saarbrücken, Deutschland
Telefon +49 681 37 20 271-1, Telefax +49 681 37 20 271-0
Email: info@svh-verlag.de
Zugl.: Berlin, Charité – Universitätsmedizin Berlin, Diss.,2010

Herstellung in Deutschland:
Schaltungsdienst Lange o.H.G., Berlin
Books on Demand GmbH, Norderstedt
Reha GmbH, Saarbrücken
Amazon Distribution GmbH, Leipzig
ISBN: 978-3-8381-2517-6

Imprint (only for USA, GB)
Bibliographic information published by the Deutsche Nationalbibliothek: The Deutsche Nationalbibliothek lists this publication in the Deutsche Nationalbibliografie; detailed bibliographic data are available in the Internet at http://dnb.d-nb.de.

Any brand names and product names mentioned in this book are subject to trademark, brand or patent protection and are trademarks or registered trademarks of their respective holders. The use of brand names, product names, common names, trade names, product descriptions etc. even without a particular marking in this works is in no way to be construed to mean that such names may be regarded as unrestricted in respect of trademark and brand protection legislation and could thus be used by anyone.

Publisher: Südwestdeutscher Verlag für Hochschulschriften GmbH & Co. KG
Dudweiler Landstr. 99, 66123 Saarbrücken, Germany
Phone +49 681 37 20 271-1, Fax +49 681 37 20 271-0
Email: info@svh-verlag.de

Printed in the U.S.A.
Printed in the U.K. by (see last page)
ISBN: 978-3-8381-2517-6

Copyright © 2011 by the author and Südwestdeutscher Verlag für Hochschulschriften GmbH & Co. KG and licensors
All rights reserved. Saarbrücken 2011

Inhaltsverzeichnis

1	**Einleitung**	**5**
1.1	Versorgungsleitlinien	5
1.2	Leitlinien für Diagnostik und Therapie	6
	1.2.1 Zugang und Nutzung von Leitlinien	7
	1.2.2 Qualität von Leitlinien	10
	1.2.3 Effekt von Leitlinien	13
1.3	Urologische Leitlinien	14
	1.3.1 Prostatakarzinom	16
	1.3.2 Blasenkarzinom	18
	1.3.3 Keimzelltumor	18
	1.3.4 Nierenzellkarzinom	18
	1.3.5 Libido- und Erektionsstörungen	19
1.4	Ziel und Fragestellung der Arbeit	19
2	**Material und Methoden**	**21**
2.1	Fragebogenentwicklung	21
	2.1.1 Begutachtung und Pilotversuch	21
	2.1.2 Fragenzusammenstellung	23
2.2	Datenerfassung	26
2.3	Datenanalyse	26
3	**Ergebnisse**	**27**
3.1	Akzeptanz und Nutzung	27
3.2	Leitlinienzugang, Anreiz und Hindernisse	29
3.3	Qualität und Entwicklung von Leitlinien	31
3.4	Persönliches Profil	38
4	**Diskussion**	**41**
4.1	Allgemeine Nutzung von Leitlinien	41
4.2	Leitlinienqualität	43
4.3	Versorgungsqualität	45

5   Zusammenfassung **49**

Literaturverzeichnis **51**
Abbildungsverzeichnis 56
Tabellenverzeichnis 57

Danksagung **58**

Anhang **59**
    A   E- Mail- Anschreiben der Umfrage 59
    B   Eröffnungsseite zur Umfrage 61
    C   Online- Umfrage 62
    D   Publikationsliste 70

Abkürzungsverzeichnis

Abb	Abbildung
AUA	American Urological Association
AWMF	Arbeitsgemeinschaft der Wissenschaftlichen Medizinischen Fachgesellschaften
ÄZQ	Ärztliches Zentrum für Qualität in der Medizin
BÄK	Bundesärztekammer
BCA	Blasenkarzinom
BUG	Berliner Urologen Gesellschaft
bzw.	beziehungsweise
ca.	circa
DEGAM	Deutsche Gesellschaft für Allgemeinmedizin und Familienmedizin e. V.
DELBI	Deutsches Instrument zur methodischen Leitlinien-Bewertung
DGU	Deutsche Gesellschaft für Urologie
EAU	European Association of Urology
EbM	Evidenzbasierte Medizin
ED	Erektile Dysfunktion
EDV	Elektronische Datenverarbeitung
ggf.	gegebenenfalls
IP	Internet Protocol
KBV	Kassenärztliche Bundesvereinigung
KZT	Keimzelltumor
LL	Leitlinien
LuE	Libido- und Erektionsstörungen
NCA	Nierenzellkarzinom
NVL	Nationale Versorgungs-Leitlinie
PDE_1	Prostaglandin E_1
u. a.	unter anderem
WHO	World Health Organization
z. B.	zum Beispiel

1 Einleitung

1.1 Versorgungsleitlinien

Versorgungsleitlinien sind definiert als eine „systematisch entwickelte Entscheidungshilfe über die angemessene ärztliche Vorgehensweise bei speziellen gesundheitlichen Problemen im Rahmen der strukturierten medizinischen Versorgung" (1).

Dabei sind Leitlinien nicht als Vorgabe, sondern als Orientierungshilfe anzusehen, sie stellen Handlungs- und Entscheidungsvorschläge über angemessene Maßnahmen der Krankenversorgung dar.

Die Entscheidung darüber, ob einer bestimmten Empfehlung gefolgt wird, muss vom Arzt, unter Berücksichtigung des speziell vorliegenden Gesundheitsproblems des jeweiligen Patienten und der verfügbaren Ressourcen, getroffen werden (2).

Eine Nationale Versorgungs- Leitlinie ist eine Meinungsübereinstimmung von Expertengruppen zu bestimmten Vorgehensweisen in der Medizin, die in einem definierten, transparent gemachten Vorgehen erzielt wird.
Grundlegend ist dabei die systematische Recherche und Analyse der Literatur.

Bundesärztekammer, Arbeitsgemeinschaft der Wissenschaftlichen Medizinischen Fachgesellschaften und Kassenärztliche Bundesvereinigung sind Träger des Nationalen Programms für Versorgungsleitlinien, sie setzen diese Expertengruppen zusammen (3).

Leitlinien sind systematisch entwickelte Darstellungen und Empfehlungen, sie unterscheiden sich, im Hinblick auf die Verbindlichkeiten, deutlich von Richtlinien.
Richtlinien stellen Handlungsregeln dar, die durch eine gesetzliche, berufsrechtliche, standesrechtliche oder satzungsrechtliche Institution legitimiert sind. Nichtbeachtung der Regeln dieser Institution und der damit verbundene Rechtsraum kann definierte Sanktionen nach sich ziehen (4; 5).

Dem Standard entsprechende ärztliche Leitlinien sind haftungsrechtlich insofern bedeutend, dass eine abweichende Therapie vom Arzt begründet werden muss, jedoch sind Leitlinien unverbindlich und führen im Einzelfall, auch bei unbegründeter Abweichung, derzeit nicht zwingend zu haftungsrechtlichen Konsequenzen (6; 7).

Im anglo- sächsischen Sprachgebrauch werden im Allgemeinen sowohl Richtlinien, als auch Leitlinien als „guidelines" bezeichnet und hinsichtlich ihrer Verbindlichkeiten nicht differenziert.

Ein Unterschied besteht spezifisch für den deutschen und europäischen Sprachraum, hier gilt: „guideline" = Leitlinie, „directive" = Richtlinie (8).

1.2 Leitlinien für Diagnostik und Therapie

Leitlinien gewinnen immer mehr an Bedeutung. Seit Jahrzehnten werden in Deutschland medizinische Handlungsempfehlungen unter verschiedenen Bezeichnungen und von unterschiedlichen Interessenkreisen herausgegeben.

Im Jahr 1993 wurde diese Thematik in die gesundheitspolitische Diskussion eingebracht, mit dem Ergebnis, dass die AWMF bis heute hunderte fachspezifische Leitlinien für Ärzte erarbeitet. Im Jahr 1997 entstand ein Programm zur Qualitätsförderung von Leitlinien, die „Ärztliche Zentralstelle Qualitätssicherung– ÄZQ", Bundesärztekammer und Kassenärztliche Bundesvereinigung sind Träger dieses Programms (3; 9).

Es existieren internationale, nationale, regionale und lokale Leitlinien, erstellt werden sie von internationalen und nationalen Ärzteorganisationen insbesondere von medizinischen Fachgesellschaften, aber auch von regionalen Institutionen, wie der Ärztekammer und lokal z. B. als klinikinterne Leitlinien (6).

Eine Nationale Versorgungsleitlinie besteht zum einen aus einer Kurzfassung, hierbei sind die wichtigsten Versorgungsempfehlungen bzw. Eckpunkte sowie die Angabe der zugrunde liegenden Leitlinie und die Bekanntgabe des Aktualisierungsdatums enthalten, zum anderen existiert eine Langfassung, diese beinhaltet zusätzlich die Quellensammlung und Methodik der Leitlinien- Erstellung.

Verantwortlich für die Pflege der ärztlichen Versorgungsleitlinien und damit auch für die Anpassung der Empfehlungen, an den medizinischen Fortschritt, ist die ÄZQ. Über ihre Internetseite „www.azq.de" erfolgt bei Veränderungen unmittelbar eine Mitteilung. Derzeit wird eine zweijährige Überarbeitung und Herausgabe der Versorgungsleitlinien angestrebt (10).

Leitlinien haben nicht nur in Deutschland einen hohen Stellenwert in der Gesundheitsversorgung. In vielen Ländern werden ähnliche Strategien für die Entwicklung, Implementierung und Evaluation von Leitlinien genutzt. Um die Arbeit an klinischen Leitlinien zu harmonisieren und die Kommunikation auf internationaler Ebene zu fördern, wurde im November 2002 das „Guidelines International Network (G-I-N)" gegründet. Bereits ein Jahr später entstand eine internationale Richtlinien- Bibliothek mit mehr als 2 000 Leitlinienhilfsmitteln.
Im Juni 2004 waren 52 Organisationen aus 27 Ländern an dieses Netzwerk angebunden (11; 12).

1.2.1 Zugang und Nutzung von Leitlinien

Publiziert werden die Leitlinien von den einzelnen Fachgesellschaften in unterschiedlicher Form. Einige lassen die gedruckte Fassung in zugehörigen Fachzeitschriften erscheinen, andere haben Monographien mit einer Sammlung ihrer Leitlinien bei Verlagen herausgegeben. Eine weitere Publikationsform ist die Loseblatt-Sammlung. Sie bietet die Möglichkeit, Korrekturen bzw. Anpassungen der Leitlinien an neue wissenschaftliche Erkenntnisse zu erleichtern.

Derzeit existiert keine gedruckte Sammlung aller Leitlinien aus allen Fachgesellschaften, da die verschiedenen Gesellschaften oft seit vielen Jahren mit unterschiedlichen Verlagen zusammenarbeiten (5).

Neue Technologien, insbesondere das Internet, bieten die Möglichkeit unzählige Informationen, auch zu medizinischen Fragen, zur Verfügung zu stellen.
Um einen Nutzen aus dem großen Angebot ziehen zu können, müssen gute und informative von weniger nützlichen, irrelevanten und intransparenten Fachinformationen unterschieden werden.

Die Ärzteschaft benötigt Leitlinien, deren Wissen evidenzbasiert ist. Des Weiteren bedarf es einer funktionsfähigen Informationsstruktur (13).

Die AWMF hat sich für die Veröffentlichung im Internet unter „AWMF- online" entschieden, dies bietet die Möglichkeit einer raschen Anpassung, komplikationslosen Pflege und weiten Verbreitung in die nichtmedizinische Öffentlichkeit (5).

Bei der ersten Leitlinien- Konferenz im Jahr 1995 wurden die Grundsätze für die elektronische Publikation von Leitlinien in „AWMF- online" festgelegt. Dabei wurde Urheberrecht, Nutzungsrecht, Sicherungen gegen Verlust oder Veränderungen durch Dritte, Änderung, Erweiterung oder Löschung von Leitlinien sowie Empfehlungen von der AWMF selbst erarbeitet. Die AWMF übernimmt die von den Fachgesellschaften eingereichten Leitlinien inhaltlich unverändert und strebt dabei eine fehlerfreie Übertragung an, lediglich offensichtliche Schreibfehler werden hierbei korrigiert. Die AWMF publiziert automatisch mit jeder einzelnen Leitlinie nachfolgende Erklärung (8).

> Die „Leitlinien" der Wissenschaftlichen Medizinischen Fachgesellschaften sind systematisch entwickelte Hilfen für Ärzte zur Entscheidungsfindung in spezifischen Situationen. Sie beruhen auf aktuellen wissenschaftlichen Erkenntnissen und in der Praxis bewährten Verfahren und sorgen für mehr Sicherheit in der Medizin, sollen aber auch ökonomische Aspekte berücksichtigen. Die „Leitlinien" sind für Ärzte rechtlich nicht bindend und haben daher weder haftungsbegründende noch haftungsbefreiende Wirkung.
>
> Die AWMF erfasst und publiziert die Leitlinien der Fachgesellschaften mit größtmöglicher Sorgfalt – dennoch kann die AWMF für die Richtigkeit – insbesondere von Dosierungsangaben – keine Verantwortung übernehmen.

Abb. 1.1:AWMF-online-LL: Methodische Empfehlungen

Zusätzlich findet man bei der AWMF unter dem Punkt „Service-Seiten → Nutzungsstatistik" eine aktuelle Abrufstatistik der letzten 24 Monate und einen Verlauf seit dem Jahr 1997, bezogen auf die gesamt publizierten Leitlinien aller dort vertretenden Fachgesellschaften (Stand: Juli 2009).

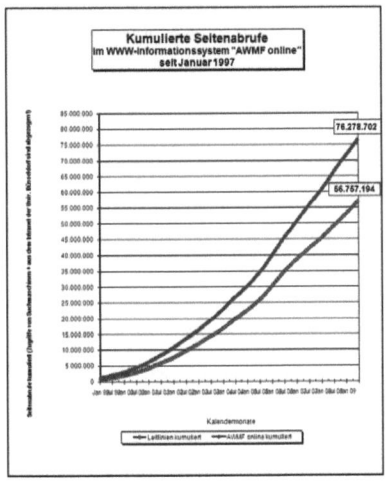 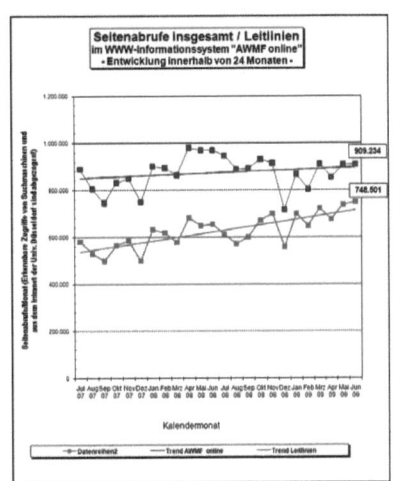

Abb. 1.2: AWMF-online-LL: Leitlinientendenz   **Abb. 1.3**: AWMF-online-LL: Nutzungsstatistik

Der Zehn- Jahresverlauf zeigt, dass die Leitlinienabfrage bei der AWMF stetig steigend ist. Man kann anhand dieser Statistik allerdings nicht bestimmen, ob die abgerufenen Leitlinien auch angewendet werden. Weiter gibt die AWMF die häufigsten erfragten Leitlinien des letzten halben Jahres an. Dabei wird lediglich Rang 1 bis 25 veröffentlicht. Da die AWMF nicht die einzige Anlaufstelle für Leitlinien ist, kann man keine Schlussfolgerung über die tatsächliche Nutzung ziehen. Um die Leitliniennutzung festzustellen, müsste man die Statistiken anderer Leitlinienanbieter untereinander vergleichen.

In Abbildung 1.3 sieht man ein steiles Absinken der Leitliniennachfrage im Monat Dezember zweier ausgewählter Jahre. Der Grund hierfür ist ein sogenanntes „Winterloch", das heißt geringe Abfragefrequenz im Dezember, was daraufhin weist das ein geringes Patientenaufkommen besteht oder durch Reduzierung des Ärztepersonal aufgrund von Feiertagen bzw. Ferien die Leitliniennachfrage sinkt.

Nicht nur die AWMF nutzt das Internet für die Verbreitung ihrer Leitlinien. Eine Suche bei „google.de" (Schlagwort: Leitlinien), ergab 1.930.000 Treffer, am häufigsten vertreten, waren dabei AWMF-, äzq-, DEGAM- Leitlinien und „Leitlinien.de". Unter „google.com" (Schlagwort: guidelines) lag die Anzahl bei 204.000.000 Treffern (Zugriff: 22.07.2009).

Zusammengefasst sind hier aber nicht nur Leitlinien für Ärzte, sondern auch Empfehlungen für ihre Erstellung, Patienten- und Handlungsleitlinien aus den

nichtmedizinischen Bereichen. Der mengenmäßige Unterschied erklärt sich durch die, für viele, recht verspätete Einführung von ärztlichen Leitlinien in Deutschland.
Um auf das reichhaltige Angebot zugreifen zu können, gilt es die technischen Möglichkeiten der EDV- Systeme zu nutzen. In der täglichen Praxis von niedergelassenen Ärzten werden Rechner zur Verwaltung von Patientenstamm-, Befund-, Verordnungs- und Abrechnungsdaten genutzt. Die Qualität der verwendeten Daten ist so unterschiedlich, wie die Praxen selbst (14).

1.2.2 Qualität von Leitlinien

Leitlinien geben im Idealfall den aktuellen Stand des Wissens zum Zeitpunkt ihrer Veröffentlichung wieder. Für eine effektive und angemessene Gesundheitsversorgung werden hierfür die Ergebnisse von kontrollierten klinischen Studien und das umfangreiche Wissen über spezielle Versorgungsprobleme von Experten zusammengetragen und bewertet. Unter Berücksichtigung gegensätzlicher Standpunkte und unter Abwägung von Nutzen und Schaden wird das derzeitige Vorgehen der Wahl definiert (15).
Dabei spielen nicht nur Mortalität und Morbidität, sondern auch Patientenzufriedenheit und Lebensqualität eine Rolle (4).
Der Inhalt von Leitlinien sollte umfassend, aber auch einfach und übersichtlich sein. Diagnostik, Indikation, Kontraindikation, Therapie einschließlich adjuvanter Maßnahmen, sowie Therapieabstufungen, empfehlenswerte oder auch nicht empfehlenswerte Therapiebedingungen und die Nachsorge sollten darin enthalten sein. Dabei können Leitlinien in Textform, als Tabelle, klinische Algorithmen und als Kombination dieser dargestellt werden.
Klinischer Zustand, Entscheidung, Handlung und logische Sequenz sind empfehlende Standardelemente an alle Fachgesellschaften für die Erarbeitung von Leitlinien, basierend auf einem Text der Deutschen Gesellschaft für Chirurgie, erarbeitet von Prof. Dr. med. W. Hartel (München) und Prof. Dr. med. W. Lorenz (Marburg) sowie auf dem Protokoll der ersten AWMF- Konferenz vom 4. Oktober 1995 (Hamburg) (5).

Die seit dem Jahr 1995 publizierten Leitlinien unterlagen häufig der Kritik, weniger aus inhaltlichen Gründen vielmehr wurde die methodische Qualität und die formale Präsentation bemängelt.

Im Jahr 1999 untersuchte Shaneyfelt 279 Leitlinien, welche im Zeitraum von 1985 bis Juni 1997 publiziert wurden. Er kam zu dem Schluss, dass die Richtlinienentwicklung einer methodischen Verbesserung bedarf. Die verwendeten wissenschaftlichen Grundlagen sollten dabei transparenter gemacht werden, um so die Qualität zu fördern (16).

Eine vergleichende Studie deutschsprachiger Leitlinien hinsichtlich der methodischen Qualität konnte aufzeigen, dass diese nicht den international anerkannten Qualitätskriterien entsprachen. Der überwiegende Teil der 329 untersuchten Leitlinien dokumentierte nicht ausreichend die verwendeten Methoden der Leitlinien- Entwicklung noch waren diese evidenzbasiert, auch Strategien zur Dissemination, Implementierung und Evaluation fehlten (17).

Aus diesem Grund formulierte die AWMF im Jahr 1999 nochmals den dreistufigen Entwicklungsprozess eindeutig.

Tabelle 1.1: Drei-Stufen-Konzept der Leitlinienentwicklung der AWMF

1. Stufe: Expertengruppe	Eine repräsentativ zusammengesetzte Expertengruppe der Wiss. Med. Fachgesellschaft erarbeitet im informellen Konsens eine Leitlinie, die vom Vorstand der Fachgesellschaft verabschiedet wird.
2. Stufe: Formale Konsensusfindung	Vorhandene Leitlinien der Stufe 1 werden in einem der bewährten formalen Konsensusverfahren beraten und als LL der Stufe 2 verabschiedet. Formale Konsensusfindungsmethoden sind nominaler Gruppenprozess, Delphimethode und Konsensuskonferenz. Sie enthalten eine Diskussion der Evidenz für die verabschiedeten Statements. Für die Durchführung ist die Mitarbeit von Methodikern hilfreich.
3. Stufe: Leitlinien mit allen Elementen systematischer Erstellung	Der formale Konsensusprozess wird durch weitere systematische Elemente erweitert: • Logische Analyse (klinischer Algorithmus), • Evidenzbasierte Medizin, • Entscheidungsanalyse,

	• Outcome-Analyse.

Dabei sollten Leitlinien der Stufe drei folgende Qualitätskriterien erfüllen:
- Validität,
- Reliabilität,
- Reproduzierbarkeit,
- Repräsentative Entwicklung,
- Klinische Anwendbarkeit,
- Klinische Flexibilität,
- Klarheit,
- Genaue Dokumentation,
- Planmäßige Überprüfung,
- Überprüfung der Anwendung,
- Kosten-Nutzen-Verhältnis (18; 19).

In Zusammenarbeit mit der deutschen Krankenhausgesellschaft und den Spitzenverbänden der gesetzlichen Krankenkassen etablierten die ÄZQ im Jahr 1999 das Deutsche Leitlinien-Clearingverfahren (20).

Es fungiert als externe Qualitätskontrolle bereits publizierter Leitlinien, dabei dient die Checkliste „Methodische Qualität von Leitlinien" zur Bewertung (21).

Gegliedert ist diese in sieben Hauptdomänen, die erste befasst sich mit dem Geltungsbereich und dem Zweck der Leitlinie, anschließend werden die beteiligten Interessengruppen beurteilt. Erfragt werden weiter die methodologische Exaktheit der Leitlinienentwicklung, Klarheit und Gestaltung, generelle Anwendbarkeit, redaktionelle Unabhängigkeit und die Anwendbarkeit im deutschen Gesundheitssystem (22).

Die Bewertung erfolgt über Einzelauswahl für die jeweiligen Unterpunkte, wobei zwischen ja, nein, unklar und nicht anwendbar entschieden wird (23).

Aber die Aufgabe des Clearingverfahrens besteht nicht nur in der Bewertung und gegebenenfalls dem Aussprechen von Empfehlungen zur Verbesserung der Leitlinien, sie kennzeichnen auch die für gut befundenen Leitlinien und überwachen das Fortschreiben. Informationen über Leitlinien, Unterstützung bei der Implementierung, Koordination von Erfahrungsberichten bewerteter Leitlinien sowie Hilfe bei der Evaluation zählen zu dem Geltungsbereich des Clearingverfahrens (24; 25).

Im Jahr 2000 veröffentlichte die AWMF und die ÄZQ als gemeinsame Grundlage für Leitlinien- Erstellung und Nutzung in Deutschland das Leitlinien- Manual. Im Mai 2002 wurde das Nationale Programm für Versorgungsleitlinien, mit dem Ziel der breiten Konsentierung evidenzbasierter Empfehlungen für prioritäre Versorgungsprobleme vom 105. Deutschen Ärztetag zustimmend zur Kenntnis genommen (26).

Unter „Leitlinien- Wissen.de" wurde im Jahr 2004 mit Bezug auf evidenzbasierte Leitlinien ein erstes interaktives Fortbildungsangebot eingeführt (2).

1.2.3 Effekt von Leitlinien

Medizinische Leitlinien haben die Aufgabe die Gesundheitsversorgung zu verbessern, unnötige Kosten durch überholte medizinische Maßnahmen zu vermeiden, regionale Qualitätsschwankungen bei der Behandlung von Patienten mit gleicher Erkrankung zu mindern und das umfangreiche Wissen zu bündeln (27).

Dabei spielt neben der Qualität der Leitlinie, die Anwendung eine entscheidende Rolle. Diese ist abhängig von der Leitlinien- Akzeptanz und hat damit Einfluss auf das ärztliche Handeln. Die Leitlinien sollten daher so gestaltet sein, dass die zu treffende klinische Entscheidung einfach zu identifizieren ist.

Die Qualitätssteigerung der Leitlinien kann aber keine Veränderung im Praxisverhalten herbeiführen. Für viele macht die Leitlinienanwendung nur dann Sinn, wenn diese zur Entscheidungsfindung bei Unklarheiten hinzugezogen wird und dabei eine eindeutige und wissenschaftlich bewiesene sowie derzeit gültige Antwort enthält (28; 29).

Eine Möglichkeit für die Verbreitung von Leitlinien bieten Tumorzentren. Um die Leitliniencompliance zu erhöhen, werden Leitlinien in sogenannte Verfahrensanweisungen eingearbeitet, dies schafft die Möglichkeit eines einfachen und strukturierten Vorgehens. Der Nachteil besteht in der limitierten Anwendung, da sich Leitlinien auf ein Patientenkollektiv beziehen.

Leitlinien sollen das Defizit, neue wissenschaftliche Erkenntnisse in die medizinische Praxis zu integrieren, decken. Zu beachten ist dabei, dass Leitlinien dem aktuellen Wissensstand hinterherhinken. Zwar ist der medizinische Fortschritt in Teilbereichen rasant, oftmals die Umsetzung aber verzögert und in vielen Bereichen die wissenschaftlichen Erkenntnisse konstant (30).

Geht man also davon aus, dass Leitlinien den aktuellen Stand zusammenfassen, bleibt die Frage, warum sie so eine geringe Anwendung finden. Die individuellen Gründe sind vielfältig und können von Inakzeptanz über Autonomieverlust bis zur Ablehnung von „Kochbuchmedizin" reichen, auf jeden Fall haben sie Auswirkung auf das ärztliche Handeln und damit auf die Arzt- Patienten- Beziehung.

Die DEGAM hatte nach internationalen Vorbildern frühzeitig damit begonnen, wissenschaftlich fundierte und praxisbezogene Leitlinien nach dem Prinzip der „evidence- based medicine" zu entwickeln.

Zur Unterstützung der Implementierung wurden Anwender wie Patienten zur Prüfung von Praktikabilität und Akzeptanz bei der Entwicklung der Leitlinien mit einbezogen (31).

Um evidenzbasierte Medizin in den Praxisalltag der Ärzte zu integrieren, bedarf es die wachsende Anzahl neuer medizinischer Erkenntnisse im Rahmen von Fortbildungen darzulegen. Im Jahr 2002 wurde ein Lehr- und Lernzielkatalog für die ärztliche Fortbildung im Auftrag der BÄK und KBV mit dem Curriculum evidenzbasierter Medizin erarbeitet und veröffentlicht (32).

Studien zu Erfahrung und Nutzung bestehender Fortbildungsangebote für niedergelassene Ärzte zeigten eine überwiegend positive Grundeinstellung, der Mangel an Zeit, die praktische Umsetzung von EbM und die zunehmend finanzielle Belastung stellen aber ein Hindernis dar. Im Vergleich zu Qualitätszirkeln wurden Fachzeitschriften für die eigene Fortbildung aufgrund der örtlichen Flexibilität vorgezogen.

In Deutschland zählt die „Zeitschrift für ärztliche Fortbildung und Qualitätssicherung" zu den ältesten Fachzeitschriften, welche für medizinbezogene Fortbildung und Qualität im Gesundheitswesen steht (33; 34).

1.3 Urologische Leitlinien

Wie in allen Fachbereichen werden auch Leitlinien für die Urologie erstellt. In Deutschland veröffentlicht die „Deutsche Gesellschaft für Urologie" (DGU) ihre Leitlinien über AWMF- online.

Hier findet man neun aktualisierte Leitlinien, darunter vier S1-, vier S2- und eine S3-Leitlinie. Insgesamt hat seit dem Jahr 1997 die DGU 50 Leitlinien publiziert (35).

Die „European Association of Urology" (EAU) zählt zu den führenden urologischen Organisationen in den Bereichen Wissenschaft, Erziehung und Publikationen in Europa. Am 1. Januar 1975 veröffentlichte sie als erste Ausgabe ihr wissenschaftliches Journal mit dem Titel „European Urology". Über die Homepage „www.uroweb.org" hat man Zugriff auf die von der EAU publizierten Leitlinien, insgesamt sind dort 20 derzeit gültige Leitlinien verfügbar (36; 37).

Eine der ältesten Vereinigungen ist die „American Urological Association", sie wurde im Jahr 1902 mit dem Ziel gegründet, höchstes Niveau in der urologischen Krankheitsversorgung zu fördern.

Die AUA hat mehr als 15.000 Mitglieder und unterstützt unter anderem die wissenschaftliche Forschung und die Entwicklung von Richtlinien. Eine besondere Rolle kommt dem „AUA/ EAU- Academic- Fellowship- Exchange"- Programm zu. Es wurde ins Leben gerufen, um einen Wissens- und Erfahrungsaustausch zwischen den Vereinigten Staaten und Europa zu schaffen und die Kollaboration zwischen der AUA und der EAU zu fördern (38; 39).

Auch die AUA publiziert ihre Richtlinien über das Internet, zum jetzigen Zeitpunkt haben sie zwölf gültige Leitlinien und drei spezifische Patientenleitlinien (40).

Tabelle 1.2: Liste aktueller urologischer LL: AUA/AWMF/EAU

AUA	AWMF	EAU
Management of the Clinical Stage 1 Renal Mass	Diagnostik der Blasenfunktionsstörungen beim Kind	TaT1 (Non-muscle invasive) Bladder Cancer
Use of 5α-Reductase Inhibitors for Prostate Cancer Chemoprevention	Hodenhochstand – Maldeszensus testis	Prostate Cancer
Management of Ureteral Calculi: EAU/AUA Nephrolithiasis Panel	Prophylaxe der venösen Thromboembolie (VTE)	Renal Cell Carcinoma
Management of Nonmuscle Invasive Bladder Cancer	Diagnose, Therapie und Metaphylaxe der Urolithiasis	Testicular Cancer
Management of Clinically Localized Prostate Cancer	Diagnostik und Differentialdiagnostik des Benignen Prostata-Syndroms (BPS)	Penile Cancer
Management of Erectile Dysfunction	Therapie des Benignen Prostata-Syndroms (BPS)	Male Sexual Dysfunction
Report on the Management of Staghorn Calculi	Diagnostik der Obstruktion des unteren Harntrakts beim Mann	Urological Infections

	Indikation zur urodynamischen Diagnostik beim Erwachsenen	Urinary Incontinence
Management of Benign Prostatic Hyperplasia (BPH)	Der intermittierende Katheterismus bei neurogener Blasenfunktionsstörung	Paediatric Urology
Management of Priapism		Urological Trauma
The Surgical Management of Female Stress Urinary Incontinence		Pain Management
Report on The Management of Primary Vesicoureteral Reflux in Children		Renal Transplantation
		Muscle-Invasive and Metastatic Bladder Cancer
		Chronic Pelvic Pain
		Neurogenic Lower Urinary Tract Dysfunction
		Urolithiasis
		Male Infertility
		Ureteral Calculi
		Investigation, Treatment and Monitoring of Late-onset Hypogonadism in Males
		Benign Prostatic Hyperplasia

(Stand: 07/2009)

1.3.1 Prostatakarzinom

Das Prostatakarzinom ist mit ca. 35.000 Neuerkrankungen pro Jahr in Deutschland der häufigste maligne Tumor des Mannes. Dabei handelt es sich in etwa 95 % der Fälle um ein Adenokarzinom (41).

In Anbetracht der Häufigkeit des Karzinoms und der hohen Heilungschancen bei Früherkennung hat die Deutschen Gesellschaft für Urologie im Jahr 2005 das Leitlinienprojekt zur Erstellung einer interdisziplinären S3- Leitlinie zur Diagnostik und Therapie des Prostatakarzinoms ins Leben gerufen.

Für die Koordinierung der Leitlinie war der von der DGU gewählte Prof. Dr. Frank Boeminghaus, Neuss, zuständig. Mit Unterstützung der AWMF und des ÄZQ einigte man sich in einer Konsensuskonferenz auf einen zu bearbeitenden Fragenkatalog und richtete entsprechende Arbeitsgruppen ein, seit dem Jahr 2007 lag die Koordination der Evidenzbewertung beim Ärztlichen Zentrum für Qualität in der Medizin, Dr. med. Christoph Röllig, vor.

Am 2. und 3. April 2008 fand die zweite Konsensuskonferenz statt, dabei wurden die von den Arbeitsgruppen evidenzbasierten Literaturrecherchen in einzelnen Themengruppen vorgestellt und diskutiert.

Tabelle 1.3: Konsensusthemen

1. Themengruppe Patientenvertreter: Paul Enders	Harnstauungsniere Testosteronsubstitution Stadieneinteilung/Diagnostik Pathomorphologische Diagnostik
2. Themengruppe Patientenvertreter: Hanns-Jörg Fiebrandt	Lymphadenektomie (neo-)adjuvante Therapie Prävention/Risikofaktoren Chemoprävention
3. Themengruppe Patientenvertreter: Jens Peter Zacharias	Perkutane Strahlentherapie LDR-Brachytherapie HDR-Brachytherapie

Verfasser: Paul Enders, April 2008 (42)

Bis Ende des Jahres 2008 war die Entwicklung der S3- Leitlinie abgeschlossen (42). Die neue S3- Leitlinie konnte bis zum August 2009 auf der Internetseite „http://www.aezq.de/edocs/pdf/leitlinien/s3-leitlinie-prostatakarzinom-konsultationsfassung/view" gelesen und kommentiert werden, wobei Stellungnahmen und Änderungsvorschläge berücksichtigt wurden, sofern sie begründet und mit Literatur hinterlegt waren (43).

Die AUA und die EAU bieten beide ebenfalls eine aktuelle Leitlinie für die Diagnostik und Therapie des Prostatakarzinoms. Zusätzlich findet man bei der AUA eine Patientenleitlinie für diese Erkrankung (44; 45).

1.3.2 Blasenkarzinom

Nach dem Prostatakarzinom ist das Blasenkarzinom der zweithäufigste Urogenitaltumor.

Die EAU bietet eine aktuelle Leitlinie für die Diagnostik und Therapie des Blasenkarzinoms an. Dabei unterteilt die EAU die Leitlinie in „oberflächliches" und „muskelinvasives und metastasiertes" Blasenkarzinom ein (46; 47). Auf der Internetseite der AUA kann man ebenfalls eine aktuelle Leitlinie für das Blasenkarzinom abfragen. Anzumerken ist, dass hier nur eine Leitlinie für das oberflächliche Blasenkarzinom vorhanden ist (48).

Die AWMF- Leitlinie für die Diagnostik und Therapie des Blasenkarzinoms wurde im Oktober 2001 das letzte Mal überarbeitet und ist zum jetzigen Zeitpunkt nicht mehr gültig (49).

1.3.3 Keimzelltumor

Keimzelltumore weisen mit ca. 1-2 % aller Malignome des Mannes eine geringe Inzidenz auf. Die Diagnostik, Therapie und Nachsorge des Hodentumors erfordert interdisziplinäre Zusammenarbeit von Urologen, Onkologen, Radioonkologen und Psychologen. Die evidenzbasierte LL- Entwicklung und kontinuierliche Anpassung an neue Erkenntnisse hat in den letzten Jahren zu einem Absinken der Mortalitätsrate bei Patienten mit KZT geführt. Dennoch konnten regionale Unterschiede in der Versorgungsqualität festgestellt werden (50). Ob die geringe Patientenzahl oder eine fehlende interdisziplinäre Behandlung ursächlich hierfür sind, ist eine noch zu klärende Frage. Derzeit bietet nur die EAU eine gültige Leitlinie für die Diagnostik und Therapie des Hodentumors, die die deutsche Leitlinie abgelöste hat (51).

1.3.4 Nierenzellkarzinom

Das Nierenzellkarzinom zählt mit einem Anteil von 1-2 % aller Malignome, wie die Keimzelltumore zu den seltenen Tumorenerkrankungen. Unter den urologischen Karzinomen nimmt es die dritte Position ein. Dabei ist das klarzellige

Nierenzellkarzinom mit 80-85 % viel häufiger als das papilläre, welches gerade mal 10-15 % der bösartigen Nierentumore ausmacht.

Eine gültige Leitlinie für das Nierenzellkarzinom, lokal begrenzt und metastasiert, ist momentan nur unter European Association of Urology zu finden (51).

1.3.5 Libido- und Erektionsstörungen

Die erektile Dysfunktion (ED) oder Impotentia coeundi beschreibt ein chronisches Krankheitsbild multifaktorieller Genese. Ursächlich kommen vaskuläre arterielle, kavernös- venöse, endokrine, neurogene und psychogene Faktoren in Betracht. Definiert wird die ED als das Unvermögen zum Erreichen bzw. Aufrechterhalten einer sexuell zufriedenstellenden Erektion des Penis. Mit den Therapieoptionen der ED befassen sich viele Patienten bereits vor dem ersten Arztbesuch, wobei die Informationen des Patienten hauptsächlich aus dem Internet stammen. Daher wären LL für Patienten zu dieser Erkrankung wünschenswert. Bis zum jetzigen Zeitpunkt ist eine deutsch- und englischsprachige Patientenleitlinie für ED nicht vorhanden. Auch eine aktuelle AWMF- Leitlinie für Ärzte gibt es nicht. Die EAU und die AUA bieten beide eine derzeit gültige Leitlinie für die erektile Dysfunktion (51; 52; 53).

1.4 Ziel und Fragestellung der Arbeit

Ziel der vorliegenden Arbeit war es, den Stellenwert von Leitlinien in der Diagnostik und Therapie urologischer Erkrankungen zu evaluieren.

In zunehmender Anzahl und Qualität werden Leitlinien für Diagnostik und Therapie urologischer Erkrankungen publiziert. Die Nutzung dieser Leitlinien ist für eine Verbesserung der Versorgungsqualität entscheidend.

Um den tatsächlichen Stellenwert von urologischen Leitlinien beurteilen zu können, stellten sich folgende Fragen:

- in welchem Umfang werden Leitlinien genutzt;
- von wem werden Leitlinien genutzt;
- wie effektiv sind diese Leitlinien;
- wie ist die persönliche Akzeptanz der potenziellen Anwender;

- welche Qualität weisen diese Leitlinien auf?

Patienten mit ähnlichen Gesundheitsstörungen werden nicht immer gleich behandelt, zunehmend detaillierte Versorgungsstatistiken zeigen regionale Schwankungen in der Gesundheitsversorgung. In Anbetracht der raschen Entwicklung diagnostischer Verfahren, neuer Arzneimittel und anderer Maßnahmen bei der Behandlung urologischer Patienten, ergaben sich weitere zu klärende Fragen:

- wie aktuell sind die zu nutzenden Leitlinien;
- ist die Verbreitung bzw. der Zugang zu den Leitlinien ausreichend;
- was bewirken Leitlinien in Hinblick auf die Versorgungsqualität;
- sollte die Leitliniennutzung mehr unterstützt ggf. sogar rechtlich abgesichert werden?

Um dieses beurteilen zu können, wurden Leitlinien von vier malignen und einer benignen Erkrankung, hinsichtlich der oben genannten Fragen analysiert.

Um mögliche qualitative Unterschiede aller bisher veröffentlichten urologischen Leitlinien zu eruieren, interessierte zu dem, welche der Leitlinien von den Befragten seit ihrem Erscheinungstag genutzt wurden.

2 Material und Methoden

2.1 Fragebogenentwicklung

Die Untersuchung wurde mittels eines Online- Fragebogens durchgeführt. Um die einzelnen Aspekte der Ziel- und Fragestellung so präzise wie möglich auswerten zu können, wurden geschlossene Fragen gewählt, welche innerhalb von fünf bis zehn Minuten zu beantworten waren.

Der Fragebogen selbst war über eine spezielle Internetadresse „http://www.urologie.reddax.de" zu erreichen.

Der Fragebogen wurde, nach Befürwortung des Projektes durch den Generalsekretär der DGU, Prof. Dr. M. Stöckle, über den E- Mail- Verteiler der Deutschen Gesellschaft für Urologie an 1.387 Uroliginnen und Urologen versand.

Der Online- Fragebogen war in fünf Themenblöcke unterteilt.

- Akzeptanz und Nutzung
- Effektivität von LL
- Stellenwert von LL
- Persönliches Profil
- Listen AWMF-, EAU- und AUA- LL

Verwendung fanden Fragen mit Einzel- und Mehrfachauswahl. Dabei waren die Fragen so formuliert, dass eine mögliche Beeinflussung des Antwortverhaltens durch die Fragestellung reduziert werden konnte. Dies wurde im Rahmen eines Pilotversuches bei 85 Befragten untersucht.

2.1.1 Begutachtung und Pilotversuch

Nach Fertigstellung des vorläufigen Fragebogens, welcher 23 Fragen enthielt, wurde dieser zunächst im Rahmen eines Kongresses der Vereinigung Norddeutscher Urologen und der Berliner Urologischen Gesellschaft einem Testlauf unterzogen.
Hier interessierte, ob die einzelnen Fragen zu repräsentativen Antworten führten.

Eine Diskussion des ersten Entwurfes mit einer Moderatorengruppe des ÄZQ im März 2007, die Auswertung der Testumfrage und eine Abstimmung mit niedergelassenen und klinisch tätigen Ärzten, führte zur Überarbeitung sowohl der gestellten Fragen, wie auch der Antwortmöglichkeiten, sodass die vorläufige Version des Fragebogens um sieben Fragen gekürzt und Fragen überarbeitet wurde.

Gestrichen wurden die Fragen:

1. Seit wann nutzen Sie Leitlinien?
2. Wie häufig nutzen Sie LL?
3. Erkundigen Sie sich nach aktualisierten LL?
4. In welcher Frequenz greifen Sie bei malignen Erkrankungen auf LL zurück?
5. Sollten die Leitlinien regelmäßig, im Rahmen der Berliner Urologischen Gesellschaft oder ähnlichen Veranstaltungen vorgestellt werden?
6. Sollte der Rechtsstatus – die Verbindlichkeit – von LL aufgewertet werden?
7. Sollten LL in einer patientengerechten Version verfasst werden?
8. Wann haben Sie Ihr Medizinstudium beendet?

Zur Frage eins waren die Antwortmöglichkeiten in Jahren von 1997- 2006 vorgegeben. Über 50 % der Befragten wählten das Jahr 1997. Bezogen auf unsere Fragestellung, ob LL genutzt werden, war dies mit der zweiten Frage der Endversion bereits beantwortet. Um die Antwortzeit nicht unnötig zu verlängern wurde auf diese Frage verzichtet.

Ähnlich verhielt es sich mit der zweiten Frage, in der zur Beantwortung „1x/Jahr, 2x/Jahr, 3x/Jahr, mehr als 3x/Jahr und nie" vorgegeben war, wobei über 90 % „mehr als 3x/Jahr" wählten.

Die dritte Frage, ob sich die Teilnehmer nach aktualisierten LL erkundigen, wurde in der Endversion in den Fragen nach dem Zugang und nach zukünftigem Zugangswunsch eingearbeitet. Das Gleiche gilt auch für die fünfte entfallende Frage, welche als Antwortmöglichkeit in Frage zehn der Endversion (Zugangswunsch) anboten wurde.

„Sollte der Rechtsstatus – die Verbindlichkeit – von LL aufgewertet werden?" hier ergab die Auswertung des Testlaufs, dass die Befragten zu 98,2 % die gleichen Antworten wie bei der Frage nach der Honorarsystemunterstützung (Frage 11 der Endversion) wählten, sodass geschlussfolgert werden konnte, dass die beiden Fragen von den Anwendern inhaltlich als identisch angesehen wurden.

Bei Nachfrage, ob eine patientengerechte Version von LL verfasst werden sollte, waren sechs urologische Erkrankungen zur Antwortmöglichkeit vorgegeben, darunter „Prostatakarzinom", „Blasenkarzinom", „Keimzelltumor", „Nierenzellkarzinom", „Benignen Prostata Syndrom" und „Blasenfunktionsstörung". Die Auswertung konnte zeigen, dass zwar über 50 % der Befragten eine Patientenleitlinie für Keimzelltumor, Benignen Prostata Syndrom und Blasenfunktionsstörung wünschen würden, aber diese interessante Frage zu keiner repräsentativen Antwort, bezogen auf die Ziel und Fragestellung, führte.

Die achte Frage hatte als Antwortmöglichkeiten eine zeitliche Angabe in Jahren. Diese wurde nur von ca. 30 % der Testbefragten beantwortet. Die genauen Hintergründe dafür sind unklar, führte aber dazu, dass diese Frage überarbeitet wurde und als Startseite nach dem aktuellen Ausbildungsstand der Urologen und Urologinnen in Form von:

- Mediziner/- in mit jüngst absolviertem Staatsexamen
- Assistenzarzt/- ärztin
- Facharzt/- ärztin
- Oberarzt/- ärztin
- Chefarzt/- ärztin (Direktor/ in)
- Sonstiges

fragte.

Die Ergebnisse des Testlaufes und die Diskussionen wurden in die Endversion des Fragebogens eingearbeitet, welche im Februar 2008 auf der Homepage verwendeten wurde.

2.1.2 Fragenzusammenstellung

Der erste Themenblock umfasst drei Fragen. In der ersten Frage „1. Wie ist Ihre grundsätzliche Einstellung gegenüber Leitlinien?" konnten die Antworten von „positiv und sehr interessiert", „eher positiv", „unentschieden", „eher negativ" bis „negativ und gar nicht interessiert" reichen.

Die Nächste erfragte „2. Nutzen Sie Behandlungsleitlinien für die Diagnostik und Therapie?". Wenn diese Frage mit „Nein" beantwortet wurde, sollten die Teilnehmer mit Frage zwölf fortfahren und wenn mit „Ja" schloss sich die Frage „3. Welchen Zugang wählen Sie zu Leitlinien?" an. Als Antwortmöglichkeiten wurden hier „deutschsprachige Zeitschriften", „englischsprachige Zeitschriften", „Internet", „Kongress" sowie „Fortbildung" und „Kollegen" zur Mehrfachauswahl angeboten.

Der zweite Teil war so strukturiert, dass zunächst die zutreffende Meinung zu spezifischen deutschsprachigen Leitlinien, darunter vier maligne und eine benigne Erkrankung erfragt wurde (Frage 4-8). Prostatakarzinom (PCA; 1998 AWMF & DGU [54]), Blasenkarzinom (BCA; 2002 AWMF & DGU [49]), Keimzelltumoren (KZT; 1999 DGU [55]), Nierenzellkarzinom (NCA; 2002 AWMF & DGU [56]) und Libido- und Erektionsstörungen (LuE; 2001 DGU [57]).

Dabei sollte beurteilt werden, inwieweit Leitlinien für das Treffen der eigenen medizinischen Entscheidungen hilfreich sind. Um dieses einschätzen zu können, wurden genaue Charakteristika der tatsächlich angewendeten Leitlinien unter Hilfenahme der DELBI (23), wobei die letzten zwei Punkte sich auf die Erstellung der LL selbst bezogen, erfragt.

Die Beurteilungspunkte setzten sich wie folgt zusammen:

- die behandelten medizinischen Fragen/ Probleme sind differenziert beschrieben
- gesundheitlicher Nutzen, Nebenwirkungen und Risiken sind berücksichtigt
- die Empfehlungen sind spezifisch und eindeutig
- die verschiedenen Handlungsoptionen für das Versorgungsproblem sind dargestellt
- es existieren Angaben, welche Maßnahmen unzweckmäßig, überflüssig oder obsolet sind
- der Ablauf des medizinischen Entscheidungsprozesses kann systematisch nachvollzogen und schnell erfasst werden
- ein Konzept zur Implementierung der LL wird beschrieben
- der LL ist eine Beschreibung zum methodischen Vorgehen (Leitlinien- Report) hinterlegt

Diese konnten mittels Einzelauswahl von „trifft voll und ganz zu" bis „trifft überhaupt nicht zu" für jede Leitlinie bewertet werden oder mit der Aussage „ich habe diese LL noch nicht angewendet".

Um den Stellenwert von Leitlinien zu evaluieren, wurde der dritte Abschnitt in Untergruppen eingeteilt. Zuerst sollten die Teilnehmer das Potenzial von Leitlinien, Probleme des Gesundheitssystems lösen zu können, beurteilen. Dazu wurde die Frage „9. Ist Ihrer Meinung nach die Schaffung von Behandlungszentren besser geeignet als die Entwicklung und Publikation von LL, um die Versorgungsqualität bei Tumorpatienten zu verbessern?" gestellt. Dabei bezog sich die Frage auf die häufigsten urologischen

Tumoren PCA, BCA, KZT und NCA. Antwortmöglichkeiten waren „stimme voll und ganz zu", „stimme eher zu", „unentschieden", „stimme eher nicht zu", sowie „stimme überhaupt nicht zu".

Weiter interessierte „10. Welche Form der Verteilung von LL würden Sie für die Zukunft favorisieren?". Hierbei konnten die Anwender unter „E- Mail- Newsletter der DGU", „Postalischer Newsletter der DGU", „systematische und sequentielle Publikation von LL im Urologen", „systematische Vorstellung der aktuellen LL auf dem Kongress der DGU" sowie „über das DGU- Internet- Portal" und „spezielle Fortbildungen" als Mehrfachantwort wählen.

Danach folgte die Frage: „11. Sollten Krankenkassen LL- Nutzung durch ein Honorarsystem unterstützen?" welche mit „stimme voll und ganz zu", „stimme eher zu", „unentschieden", „stimme eher nicht zu", sowie „stimme überhaupt nicht zu" beantwortet werden konnte.

Zum Ende dieses Abschnitts wurden die Barrieren erfragt, die der Leitlinienanwendung entgegenstehen: „12. Welche der aufgeführten Faktoren stellt für Sie ein Problem in der Nutzung urologischer Leitlinien dar?".

Folgende Faktoren konnten die Teilnehmer mit den Antworten „trifft voll und ganz zu", „trifft eher zu", „teils/teils", „trifft eher nicht zu", sowie „trifft überhaupt nicht zu" beurteilen:

- mangelnde Aktualität
- nutzerunfreundliche Formate
- komplizierte Anwendbarkeit
- Flexibilitätseinschränkung durch LL- Vorgaben
- widersprüchliche LL
- schwieriges Auffinden
- Zeitmangel

Anschließend befasste sich der vierte Block mit persönlichen Angaben der Befragten. Zum einen bei der Frage „13. Wo sind Sie urologisch tätig?" mit der Auswahl zwischen „Klinik" oder „Praxis", der Frage „14. In welchem Bundesland sind Sie urologisch tätig?" und „15. Über welche Berufsermächtigung verfügen Sie?", welche in „große intravasale Onkologie", „kleine intrakavitäre Onkologie" und „keine onkologische Ermächtigung" gliedert war.

Die letzte Frage „16. Haben Sie je eine oder mehrere LL aus den folgenden Listen genutzt?" sollte aufzeigen, welche aller bisher veröffentlichten Leitlinien von den Befragten seit ihrem Erscheinungsdatum genutzt wurden, um so qualitative Unterschiede der Leitlinien zu eruieren. Dazu wurden nicht nur aktuelle AWMF- Leitlinien, sondern auch AUA- und EAU- Leitlinien sowie die, die keine Gültigkeit mehr besitzen, abgebildet.

2.2 Datenerfassung

Die Datenerfassung erfolgte im Zeitraum von Februar bis Oktober 2008 in einer Online- Datenbank, welche mit dem Software- Programm „Microsoft Access" erstellt wurde.

Im E- Mail- Anschreiben wurde explizit auf die Freiwilligkeit der Teilnahme und die Gewährleistung datenschutzrechtlicher Bestimmungen hingewiesen, gespeichert wurde lediglich die IP- Adresse, um Doppelbeantwortungen zu identifizieren.

Im Mai 2008 erfolgte nochmals ein E- Mail- Anschreiben über den DGU- Verteiler, um die Rücklaufquote zu erhöhen.

Bei Fragen mit Einzelauswahl erhielt jede Antwort einen Punktwert, bei Mehrfachauswahl wurde der zutreffende Wortlaut gespeichert. Zusätzlich wurde die Häufigkeit des Homepage- Abrufes erfasst.

2.3 Datenanalyse

Die Auswertung der gesammelten Daten erfolgte mittels „SPSS- Programm- Version 17.0" für „WINDOWS 3.1".

Die Unterschiede zwischen den genannten Leitlinien wurden mithilfe des Chi- Quadrat- Tests, des Fisher's exakter Test (für kategorische Antwort- Muster) und des McNemar- Tests (dichotome Antwort- Muster) bewertet. Unterschiede wurden als statistisch signifikant mit einem p- Wert < 0,05 angesehen.

Dabei wurden jeweils die zwei zustimmenden und die zwei ablehnenden Antwortenmöglichkeiten als ein Aussagewert zusammengefasst.

3 Ergebnisse

Es wurden insgesamt 488 Fragebögen in der Datenbank erfasst, davon waren 467 auswertbar. Bei einem Gesamtzugriff von 1.387 entsprach dies einer Rücklaufquote von 33,7 %.

Mit 44,5 % waren fachärztliche Assistenten und niedergelassene Fachärzte am häufigsten vertreten, gefolgt von Oberärzten (19,7 %), Assistenten in der Facharztausbildung (17,6 %), Direktoren bzw. Chefärzte (14,8 %), Sonstigen (3,2 %) und Medizinern mit jüngst absolviertem Staatsexamen (2 %).

3.1 Akzeptanz und Nutzung

Die Frage nach der grundsätzlichen Einstellung gegenüber Leitlinien beantworteten die Teilnehmer mit 91 % als „interessiert, insgesamt eher positiv", zudem gaben diese Befragten mit 90,1 % an, LL selbst zu nutzen (Unterschied zu Nicht- Nutzern mit p < 0,001, McNemar- Test). Die detaillierte Aufteilung ist in Abbildung 3.1 dargestellt.

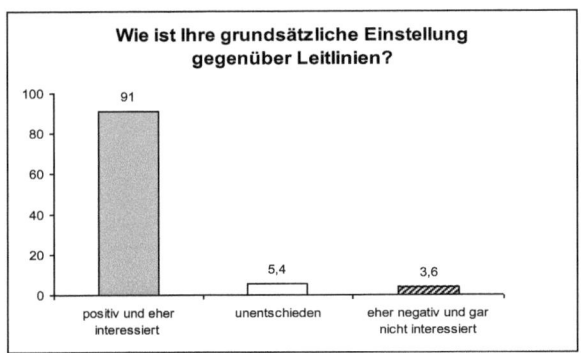

Abb. 3.1: Grundeinstellung zu LL aller Befragten. Angaben in Prozent. (n = 467).

In der Gruppe der Nicht- Nutzer, 9,9 % aller Befragten, wobei auch hier die Fachärzte mit 54,3 % den größten Anteil ausmachten, zeigten sich 47,8 % ebenfalls interessiert und gegenüber Leitlinien positiv eingestellt (Abbildung 3.2).

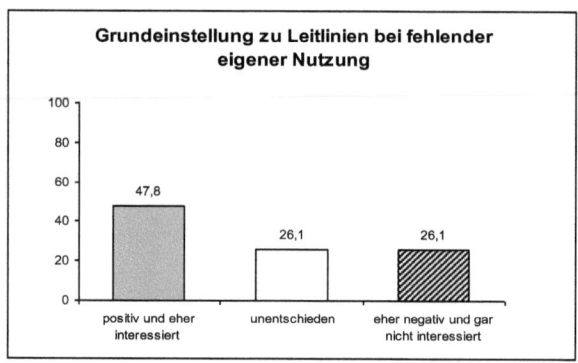

Abb. 3.2: Grundeinstellung zu LL der Nicht-Nutzer. Angaben in Prozent. (n = 46).

Von den fünf erfragten LL war die KZT- Leitlinie mit mehr als 65 % die am häufigsten genutzte. Gefolgt von PCA (Unterschied zu KZT p < 0,001), BCA (Unterschied zu KZT p < 0,001) und NCA (Unterschied zu KZT p < 0,001; Berechnung der p- Werte mittels McNemar- Test). Die Leitlinie für LuE wurde hingegen von 74,6 % der Befragten nicht angewendet (Unterschied zu KZT statistisch nicht signifikant; Abbildung 3.3).

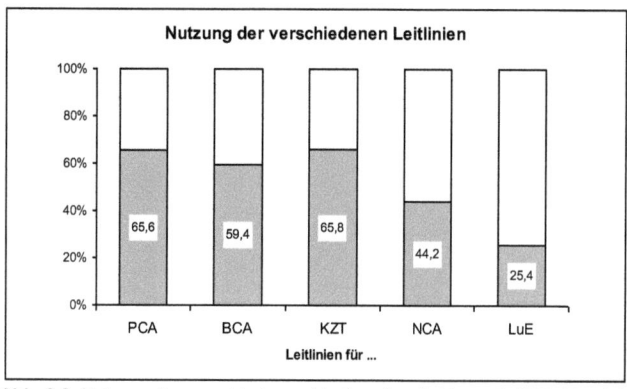

Abb. 3.3: Nutzung der verschiedenen LL. Angaben in Prozent. PCA: Prostatakarzinom (n = 276); BCA: Blasenkarzinom (n = 250); KZT: Keimzelltumoren (n = 277); NCA: Nierenzellkarzinom (n = 186); LuE: Libido- und Erektionsstörungen (n = 107). Angaben in Prozent.

3.2 Leitlinienzugang, Anreiz und Hindernisse

Das „Internet" wählten 28,4 % der Befragten als den am meisten genutzten Zugang zu Leitlinien anschließend „deutschsprachige Zeitschriften" (22,2 %) und „Kongresse" (14,2 %).

„Englischsprachige Zeitschriften" wurden von 14 %, „Fortbildungen" von 13,7 % und „Kollegen" von 7,5 % der übrigen Teilnehmer zu LL- Informationen herangezogen.

Welchen Zugang die potenziellen Anwender in Zukunft für die Disseminierung von LL wünschen würden, ist in Tabelle 3.1 dargestellt, wobei auch hier das Internet als Abrufmöglichkeit favorisiert wird.

Tabelle 3.1: Zugangswunsch

		LL-Anwender	Gültige Prozent
Zugangswunsch	Newsletter der DGU, über E-Mail Verteilersystem	255	21,6 %
	Newsletter der DGU, postalisch	77	6,5 %
	systematische sequentielle Publikation von LL im „Urologen"	281	23,8 %
	systematische Vorstellung der aktuellen LL auf dem Kongress der DGU	142	12,0 %
	Abrufmöglichkeit auf dem Portal der DGU im Internet	**336**	**28,4 %**
	spezielle Fortbildungen	91	7,7 %
Gesamt		1182	100,0 %

Die Frage „11. Sollten Krankenkassen LL- Nutzung durch ein Honorarsystem unterstützen?" ergab bei den Nutzern von LL keine eindeutige Aussage, 41,7 % würden ein solches System befürworten, 16,9 % waren unentschieden und 41,4 % lehnten diesen Vorschlag ab.

Dabei sehen die Befragten, in der Gruppe der Anwender, das Hauptproblem in der mangelnden Aktualität (57 %) gefolgt von „nutzerunfreundlichen Formaten" (39,5 %; Unterschied $p < 0,001$ im Fisher Exakt- Test). Für ein Drittel der Befragten stellen die Flexibilitätseinschränkungen durch LL- Vorgaben und das schwierige Auffinden ein Hindernis dar, wohingegen Zeitmangel, widersprüchliche Inhalte oder komplizierte Anwendbarkeit für die LL- Nutzung keine große Rolle spielen (Abbildung 3.4).

In der kleinen Gruppe der Nicht- Nutzer von LL (9,9 % aller Befragten) wurde die Einschränkungen durch LL- Vorgaben (71,1 %), nutzerunfreundliche Formate (58,7 %)

und schwieriges Auffinden (56,5 %) als ursächliche Barriere der LL- Anwendung aufgeführt (Abbildung 3.5). Fasst man die Antworten aller Befragten zusammen, stellen die mangelnde Aktualität (55,2 %) und nutzerunfreundliche Formate (41,4 %) die Hauptgründe für die fehlende LL- Nutzung dar (Abbildung 3.6).

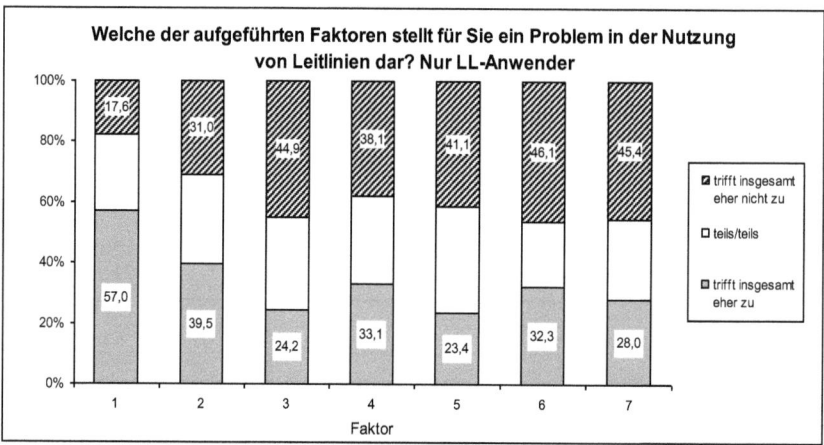

Abb. 3.4: Barrieren für Leitliniennutzung – Anwender. Faktor 1 = mangelnde Aktualität; 2 = nutzerunfreundliche Formate; 3 = komplizierte Anwendbarkeit; 4 = Flexibilitätseinschränkungen durch LL-Vorgaben; 5 = widersprüchliche Leitlinien; 6 = schwieriges Auffinden; 7 = Zeitmangel. Angaben in Prozent. (n = 421).

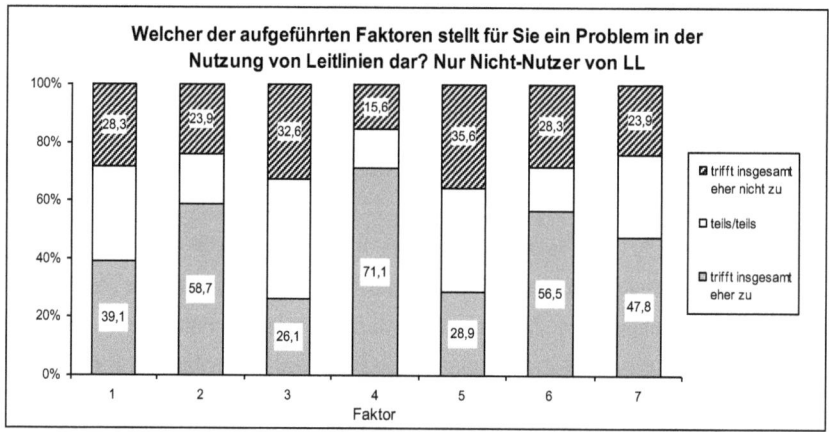

Abb. 3.5: Barrieren für Leitliniennutzung – Nicht-Nutzer. Faktor 1 = mangelnde Aktualität; 2 = nutzerunfreundliche Formate; 3 = komplizierte Anwendbarkeit; 4 = Flexibilitätseinschränkungen durch LL-Vorgaben; 5 = widersprüchliche Leitlinien; 6 = schwieriges Auffinden; 7 = Zeitmangel. Angaben in Prozent. (n = 46).

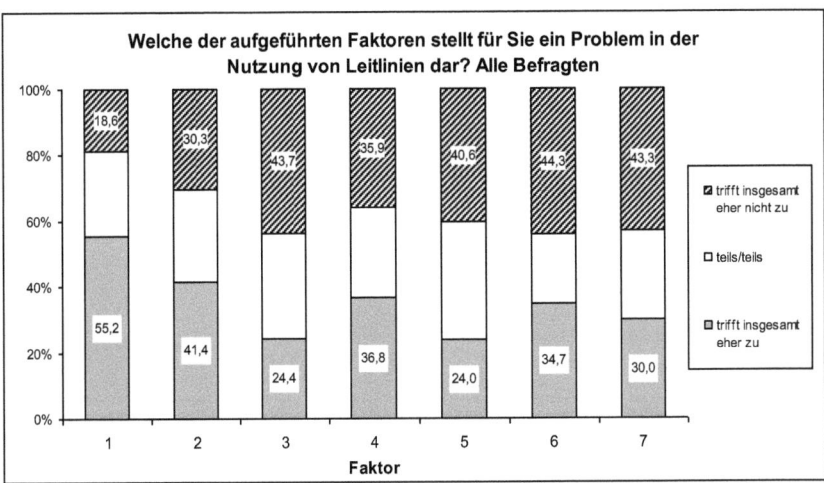

Abb. 3.6: Barrieren für Leitliniennutzung – Alle Befragten. Faktor 1 = mangelnde Aktualität; 2 = nutzerunfreundliche Formate; 3 = komplizierte Anwendbarkeit; 4 = Flexibilitätseinschränkungen durch LL-Vorgaben; 5 = widersprüchliche Leitlinien; 6 = schwieriges Auffinden; 7 = Zeitmangel. Angaben in Prozent. (n = 467).

3.3. Qualität und Entwicklung von Leitlinien

Zur Qualitätsbeurteilung von Leitlinien aus Anwendersicht wurden acht Kriterien von fünf urologischen Erkrankungen (PCA, BCA, KZT, NCA und LuE) bewertet.

Die Leitlinie von PCA, BCA und KZT wurden von über der Hälfte der Befragten zum Treffen einer medizinischen Entscheidung helfend herangezogen. Dabei stimmen fast 90 % darin überein, dass die KZT-LL die zu behandelten Probleme am differenziertesten beschreibt (Abbildung 3.7).

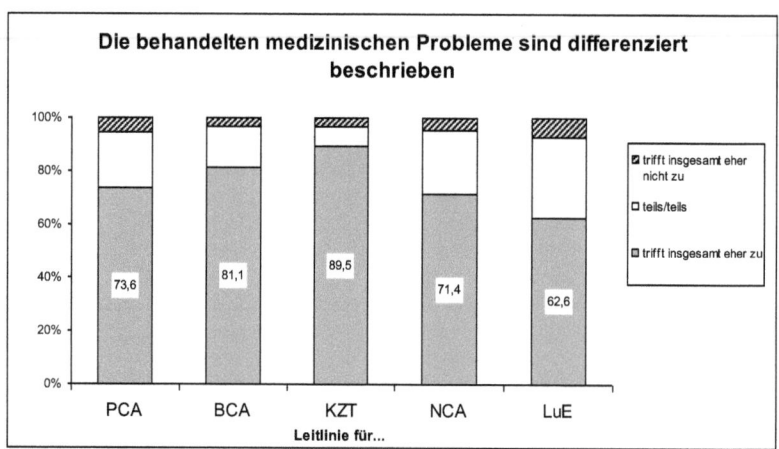

Abb. 3.7: Die behandelten medizinischen Probleme sind differenziert beschrieben. Angaben in Prozent.
PCA: Prostatakarzinom (n = 276); BCA: Blasenkarzinom (n = 249); KZT: Keimzelltumoren (n = 276); NCA: Nierenzellkarzinom (n = 185); LuE: Libido- und Erektionsstörungen (n = 107).
Unterschied KZT zu PCA nicht signifikant, zu allen übrigen LL p < 0,04 im Fisher-Exakt-Test.

Ein ähnliches Bild ergab sich für die Aussage „Gesundheitlicher Nutzen, Nebenwirkungen und Risiken sind berücksichtigt". Die höchste Zustimmung erhielt wiederum die KZT-LL und die niedrigste Zustimmung die LuE-LL (Abbildung 3.8).

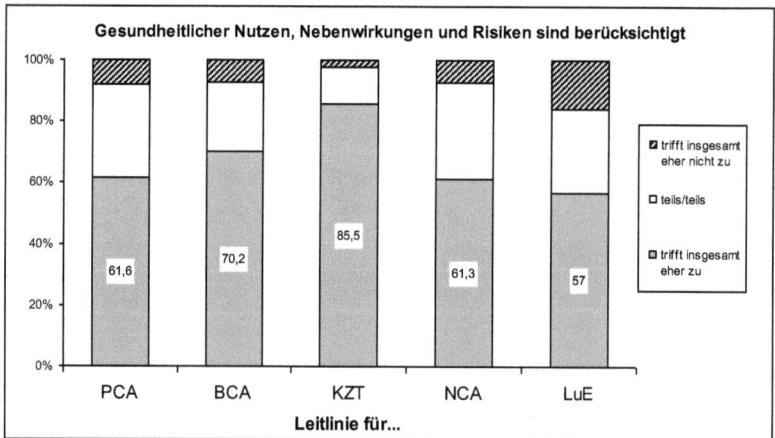

Abb. 3.8: Gesundheitlicher Nutzen, Nebenwirkungen und Risiken sind berücksichtigt, Angaben der Befragten in Prozent. PCA: Prostatakarzinom (n = 276); BCA: Blasenkarzinom (n = 248); KZT: Keimzelltumoren (n = 276); NCA: Nierenzellkarzinom (n = 186); LuE: Libido- und Erektionsstörungen (n = 107). Unterschied KZT zu LuE nicht signifikant, zu allen übrigen LL p < 0,01 im Fisher-Exakt-Test.

Die Aussage „Die Empfehlungen sind spezifisch und eindeutig" war aus Sicht der Anwender mit unter 50 % für die Leitlinien PCA und LuE nicht zutreffend. Dem entgegen lagen die Bewertungen für KZT, BCA und NCA (Abbildung 3.9).

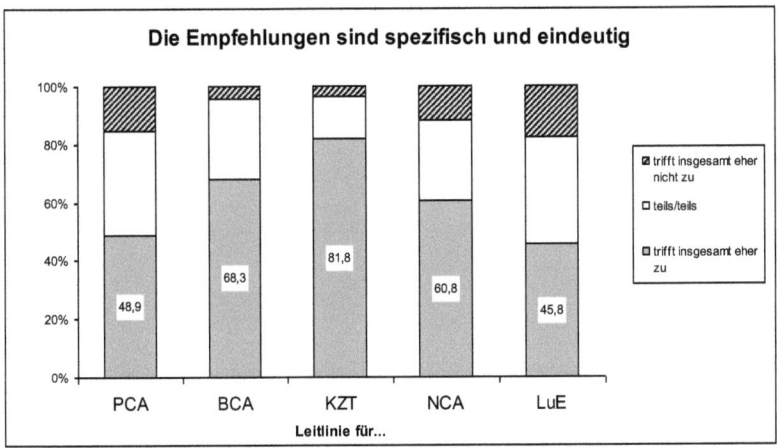

Abb. 3.9: Die Empfehlungen sind spezifisch und eindeutig. Angaben der Befragten in Prozent. PCA: Prostatakarzinom (n = 276); BCA: Blasenkarzinom (n = 249); KZT: Keimzelltumoren (n = 275); NCA: Nierenzellkarzinom (n = 186); LuE: Libido- und Erektionsstörungen (n = 107). Unterschied KZT zu LuE nicht signifikant, zu allen übrigen LL p < 0,01 im Fisher-Exakt-Test. Unterschied KZT zu PCA mit p < 0,003, alle übrigen LL nicht signifikant nach Fisher-Exakt-Test.

Hinsichtlich der Aussage „Die verschiedenen Handlungsoptionen für das Versorgungsproblem sind dargestellt" ergab sich eine ähnliche Verteilung wie in der vorangegangenen Aussage, wobei die Leitlinie KZT die höchste Zustimmung fand und die Leitlinie PCA und LuE eine Zustimmungsrate nur knapp über 50 % aufwies (Abbildung 3.10).

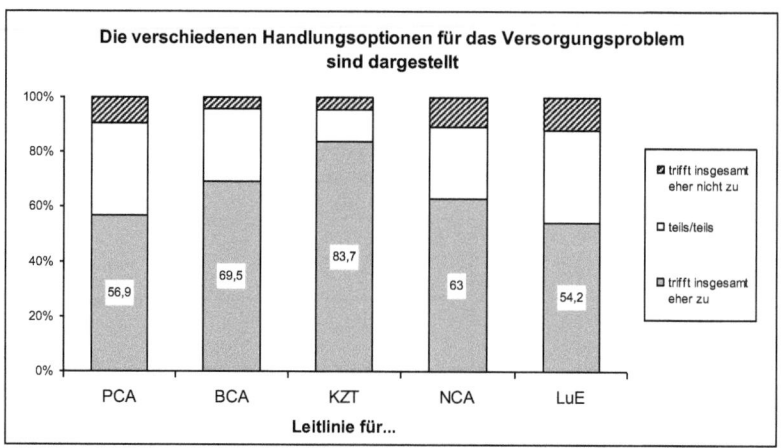

Abb. 3.10: Die verschiedenen Handlungsoptionen für das Versorgungsproblem sind dargestellt. Angaben der Befragten in Prozent. PCA: Prostatakarzinom (n = 276); BCA: Blasenkarzinom (n = 249); KZT: Keimzelltumoren (n = 276); NCA: Nierenzellkarzinom (n = 184); LuE: Libido- und Erektionsstörungen (n = 107). Unterschied KZT zu allen genannten LL $p < 0{,}01$ signifikant nach Fisher-Exakt-Test.

Für den Punkt „Es existieren Angaben, welche Maßnahmen unzweckmäßig, überflüssig oder obsolet sind" zeigte sich allgemein eine niedrige Zustimmungsrate bei den Nutzern, eine knappe Mehrheit ergab sich für KZT und BCA (Abbildung 3.11).

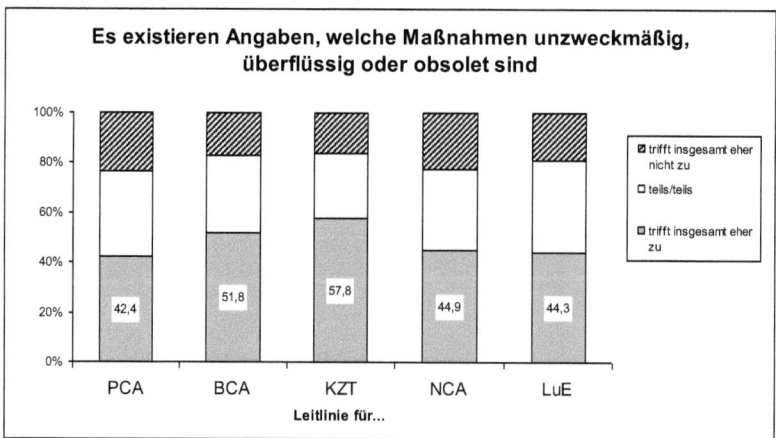

Abb. 3.11: Es existieren Angaben, welche Maßnahmen unzweckmäßig, überflüssig oder obsolet sind. Angaben der Befragten in Prozent. PCA: Prostatakarzinom (n = 276); BCA: Blasenkarzinom (n = 249); KZT: Keimzelltumoren (n = 275); NCA: Nierenzellkarzinom (n = 185); LuE: Libido- und Erektionsstörungen (n = 106). Unterschied KZT zu allen genannten LL $p < 0{,}02$ signifikant nach Fisher-Exakt-Test.

Für die Aussage „Der Ablauf des medizinischen Entscheidungsprozesses kann systematisch nachvollzogen und schnell erfasst werden" ergab sich auch hier die höchste Zustimmung für KZT, gefolgt von BCA, NCA, PCA und LuE (Abbildung 3.12).

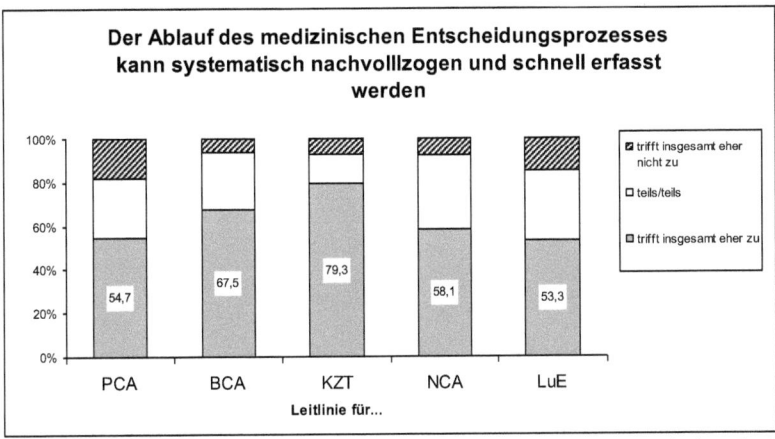

Abb. 3.12: Der Ablauf des medizinischen Entscheidungsprozesses kann systematisch nachvollzogen und schnell erfasst werden. Angaben der Befragten in Prozent. PCA: Prostatakarzinom (n = 276); BCA: Blasenkarzinom (n = 249); KZT: Keimzelltumoren (n = 275); NCA: Nierenzellkarzinom (n = 186); LuE: Libido- und Erektionsstörungen (n = 107). Unterschied KZT zu allen genannten LL p < 0,004 signifikant nach Fisher-Exakt-Test.

Auf die Frage, ob ein Konzept zur Implementierung der LL beschrieben wird, zeigte sich nur bei der KZT- Leitlinie eine Zustimmungsrate über 50 % (Abbildung 3.13).

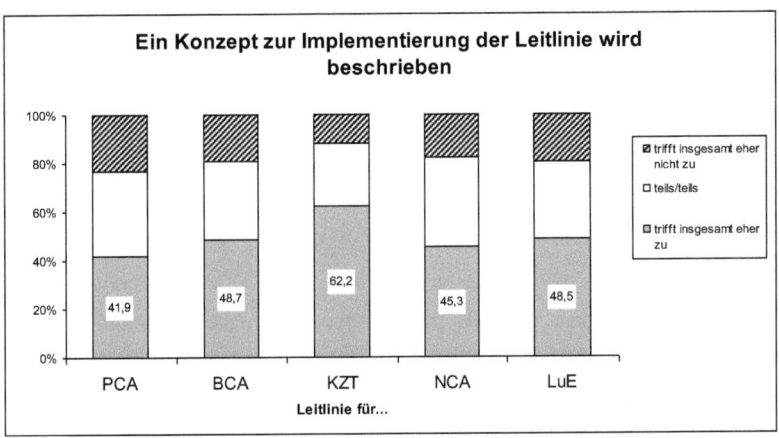

Abb. 3.13: Ein Konzept zur Implementierung der LL wird beschrieben. Angaben der Befragten in Prozent. PCA: Prostatakarzinom (n = 270); BCA: Blasenkarzinom (n = 238); KZT: Keimzelltumoren (n = 267); NCA: Nierenzellkarzinom (n = 181); LuE: Libido- und Erektionsstörungen (n = 103). Unterschied KZT zu allen genannten LL p < 0,01 signifikant nach Fisher-Exakt-Test.

Die Aussage „Der LL ist eine Beschreibung zum methodischen Vorgehen (Leitlinien-Report) hinterlegt" zeigte ein ähnliches Bild mit der höchsten Zustimmung für KZT (Abbildung 3.14).

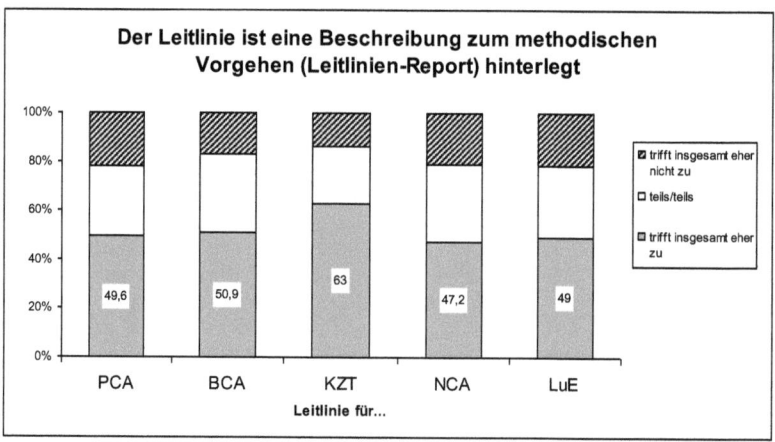

Abb. 3.14: Der LL ist eine Beschreibung zum methodischen Vorgehen (Leitlinien-Report) hinterlegt. Angaben der Befragten in Prozent. PCA: Prostatakarzinom (n = 268); BCA: Blasenkarzinom (n = 234); KZT: Keimzelltumoren (n = 262); NCA: Nierenzellkarzinom (n = 180); LuE: Libido- und Erektionsstörungen (n = 102). Unterschied KZT zu allen genannten LL p < 0,01 signifikant nach Fisher-Exakt-Test.

Die Beurteilung der Qualität aller bisher veröffentlichen Leitlinien (AWMF, EAU, AUA) mit der Frage „Haben Sie je eine oder mehrere LL aus den folgenden Listen genutzt?" ergab, dass 86,1 % aller Befragten AWMF-LL, 64 % EAU-LL und nur 29,6 % auf AUA-LL zugegriffen haben. Eine gleichzeitige Nutzung von AWMF- und EAU-LL war bei 55,9 %, bei AWMF- und AUA-LL bei 26,1 % und bei EAU- und AUA-LL bei 27,6 % zu verzeichnen (AWMF-LL mit AUA-LL und EAU-LL, AUA-LL mit AWMF-LL und EAU-LL, EAU-LL mit AUA-LL und AWMF-LL alle mit p < 0,01 signifikant nach McNemar- Test).

Mit einer Häufigkeit von 73,6 % war die AWMF-LL zu KZT die meist Genutzte anschließend mit 69,2 % die PCA-LL und mit 61,2 % die BCA-LL. Ebenfalls mit über 50 % lagen die LL von „Therapie des Benignen Prostata- Syndroms" (58 %), „Diagnostik des Benignen Prostata- Syndroms" (54,7 %) und „PSA- Bestimmung in der Prostatadiagnostik" (53,7 %) (Unterschied AWMF-KZT zu PCA nicht signifikant, für die anderen genannten AWMF-LL mit p < 0,01 signifikant nach McNemar- Test).

Die AWMF-LL „Nierentransplantation" war mit 4,7 % die am wenigsten angewendete Leitlinie. Geringe Zustimmung erhielten ebenfalls „Fehlbildungen der Niere" (6,5 %) und „Störungen der sexuellen Differenzierung" (7,7 %) (Unterschied zu AWMF-KZT für alle genanten LL mit $p < 0,01$ signifikant; McNemar- Test).

In der Liste der EAU-LL wurden nur fünf von neunzehn Leitlinien von mehr als 50 % der Anwender genutzt. Am häufigsten wurde auf die „Prostate Cancer„ (70,5 %) zugegriffen, dann „Testis Cancer„ (60,7 %), „Non- Muscle Invasive Bladder Cancer" (56,7 %), „Muscle- invasive and Metastatic Bladder Cancer" (53,4 %) und „Renal Cell Carcinoma" (53 %) (Unterschied für EAU-PCA zu allen genanten EAU-LL nach McNemar- Test mit $p < 0,01$ signifikant).

Die EAU-LL „Renal Transplantation" erhielt mit 7 % auch hier die geringste Zustimmung, gefolgt von „ISA, ISSAM, and EAU Collaborative group- Investigation, treatment and monitoring of late- onset hypogonadism in males" (10,1 %) und „General Pain Management" (10,7 %) (Unterschied für EAU-PCA zu genanten EAU-LL mit $p < 0,01$ signifikant nach McNemar- Test).

Bei allgemeiner geringer Anwendung der AUA- Leitlinien (29,6 % aller Befragten) war die „Prostate Cancer '07" mit 81,9 % die häufigste abgerufene Leitlinie. Circa ein Drittel nutzte die AUA-LL „Bladder Cancer '99" (31,9 %) und „Management of BPH '03" (29 %). Die niedrigste Zustimmung erhielt „Obstructive Azoospermia '01" (4,3 %) und „Microscopic Hematuria '01" (6,5 %) (Unterschied für AUA-PCA zu allen genanten AUA-LL mit $p < 0,01$ signifikant; McNemar- Test).

Zur Verbesserung der Versorgungsqualität stellte sich die Frage, ob die Schaffung von Behandlungszentren oder die LL- Entwicklung geeigneter dafür ist. Bezogen auf die vier häufigsten urologischen Tumorerkrankungen PCA, BCA, KZT und NCA sprachen sich 40,5 % der LL- Anwender für die Schaffung eines KZT- Zentrums aus, gleichzeitig befürworteten 39,8 % die Entwicklung und Publikation einer KZT- Leitlinie, 19,8 % der Befragten waren unentschieden. Bei PCA, BCA und NCA wurde die LL- Entwicklung und Publikation als sinnvoller erachtet (Abbildung 3.15).

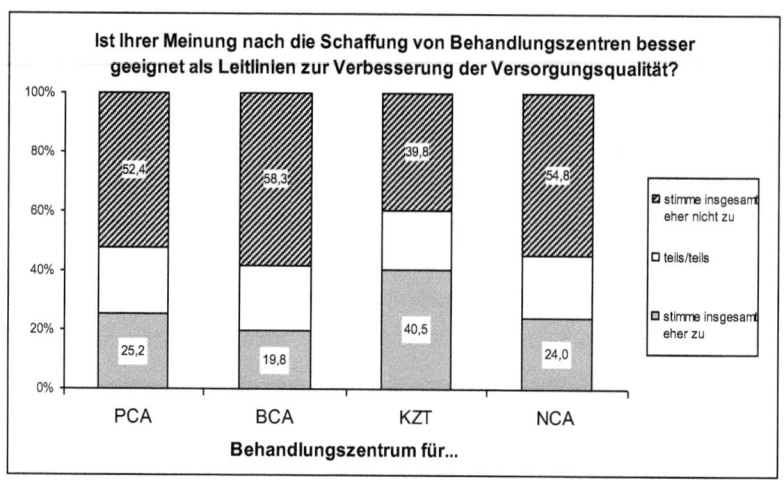

Abb. 3.15: Behandlungszentren besser geeignet als LL-Entwicklung zur Verbesserung der Versorgungsqualität? Angaben in Prozent; PCA: Prostatakarzinom; BCA: Blasenkarzinom; KZT: Keimzelltumoren; NCA: Nierenzellkarzinom. (n = 421). Unterschied KZT zu allen genannten LL p < 0,001 signifikant nach Fisher-Exakt-Test.

3.4 Persönliches Profil

Auf die Frage nach dem Arbeitsort gaben 65 % der Befragten an in einer Klinik tätig zu sein. Dabei war die Nutzung von Leitlinien mit 93 % in der Gruppe der klinisch tätigen Urologen signifikant häufiger, als in der Gruppe der niedergelassenen Kollegen mit 85 % (p < 0,01 nach McNemar- Test).

Die Herkunft der Teilnehmer nach Bundesländern ergab eine ausgewogene gesamtdeutsche Verteilung mit den meisten Teilnehmern aus den bevölkerungsstarken Bundesländern Nordrhein- Westfalen, Bayern und Baden- Württemberg (Tabelle 3.2).

Tabelle 3.2: Bundesland

		Nutzung			
		nein	ja	Gesamt	Gültige Prozente
Bundesland	Keine Angabe	1	20	21	4,5
	Baden-Württemberg	6	52	58	12,4
	Bayern	7	51	58	12,4
	Berlin	6	38	44	9,4
	Brandenburg	4	10	14	3,0

	Bremen	0	3	3	0,6
	Hamburg	3	15	18	3,9
	Hessen	6	36	42	9,0
	Mecklenburg-Vorpommern	0	7	7	1,5
	Niedersachsen	3	32	35	7,5
	Nordrhein-Westfalen	**8**	**81**	**89**	**19,1**
	Rheinland-Pfalz	0	27	27	5,8
	Saarland	1	9	10	2,1
	Sachsen	1	19	20	4,3
	Sachsen-Anhalt	0	8	8	1,7
	Schleswig-Holstein	0	9	9	1,9
	Thüringen	0	4	4	0,9
Gesamt			46	421	467	100,0

Bei der Frage nach der Berufsermächtigung gaben 43,7 % der Befragten an, keine onkologische Ermächtigung zu besitzen. 26,2 % besaßen eine Berufsermächtigung „kleine intrakavitäre Onkologie" und 30,1 % eine „große intravasale Onkologie". Dabei haben 63,8 % der Anwender mit großer Onkologie die AWMF-LL für PCA genutzt und 55,6 % davon sprachen sich gegen ein PCA- Zentrum aus. Für die Ärzte ohne onkologische Ermächtigung war die Verteilung sowohl für die Leitlinie als auch für das Zentrum ähnlich.

Für die AWMF- Leitlinie- BCA und dem BCA- Zentrum in Bezug auf die Berufsermächtigung ergab sich ein nahezu identisches Bild.

78,7 % der Befragten mit großer Onkologie nutzen die KZT-LL und 59,5 % die NCA-LL. In der Gruppe ohne Ermächtigung wird die Leitlinie für NCA von 62,6 % nicht angewendet, die Verteilung zur Frage nach entsprechender Zentrumsschaffung ist in Abbildung 3.16 und 3.17 dargestellt.

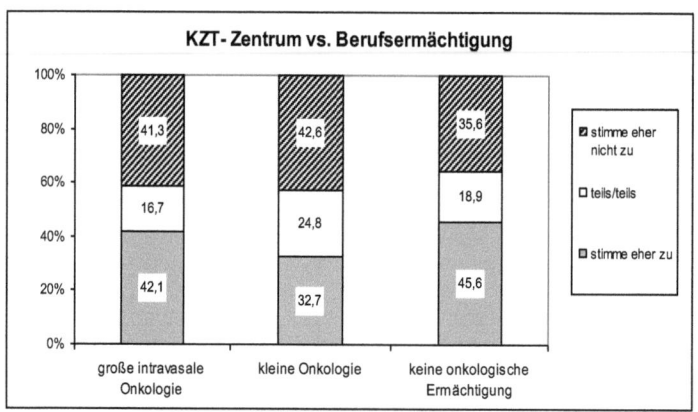

Abb. 3.16: Berufsermächtigung vs. Behandlungszentrum – KZT. Angaben in Prozent; KZT: Keimzelltumoren. (n = 467).

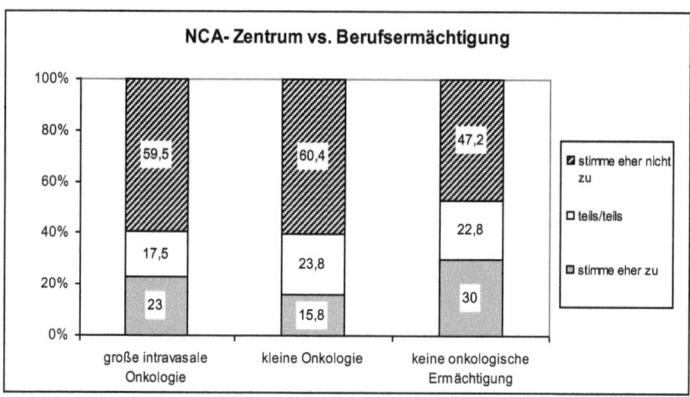

Abb. 3.17: Berufsermächtigung vs. Behandlungszentrum – NCA. Angaben in Prozent; NCA: Nierenzellkarzinom. (n = 467).

4 Diskussion

4.1 Allgemeine Nutzung von Leitlinien

Leitlinien werden in immer größerer Anzahl publiziert, dabei sollen sie als eine Verbindung zwischen aktuellem Wissenstand und Praxis dienen und so zu einer Verbesserung der Qualität bei der Versorgung von Patienten führen. In dieser Studie wurde die allgemeine Akzeptanz, Nutzung und Qualität von Leitlinien aus Sicht deutscher Urologen erstmals systematisch erfasst. Bei einer guten Rücklaufquote von 33,7 % zeigte sich eine hohe positive Grundeinstellung sowie mit über 80 % eine hohe Nutzerfrequenz deutschsprachiger Leitlinien. Da der Fragebogen über den E- Mail- Verteiler der DGU versendet wurde, kann spekuliert werden, das die hohen Zustimmungsraten zu Leitlinien dadurch beeinflusst sind, dass ausschließlich Ärzte beteiligt waren, welche elektronische Medien im täglichen Alltag verwenden.

Da die Nutzung von Leitlinien bei den klinisch tätigen Urologen signifikant höher war, stellt sich die Frage, ob die Ursache hierfür in dem zu behandelnden Patientenklientel oder der Nutzung von Verfahrensanweisungen im klinischen Alltag zu finden ist. Auch die begrenzte Zeit zur Behandlung eines Praxis- Patienten könnte eine Erklärung sein. Zum jetzigen Zeitpunkt braucht es einen Anschluss ans „world- wide- web", um auf Leitlinien, insbesondere auf aktualisierte zugreifen zu können. Praxiscomputer-Systeme benötigen eine Weiterentwicklung für Leitlinienimplementierung und Qualitätskontrolle. Dem entgegen stehen die ständigen Änderungen in den Abrechnungssystemen Einheitlicher Bewertungsmaßstab (EBM) und Gebührenordnung für Ärzte (GOÄ), daher bedarf es des Engagements und der Mitarbeit der niedergelassenen Ärzte (58).

Die hohe Akzeptanz von Leitlinien, auch in der Gruppe der Nicht- Nutzer (47,8 %), entspricht den Ergebnissen einer Studie aus dem Jahr 1999, welche die Einstellung von Ärzten zur Qualitätssicherung untersuchte, wobei diese größtenteils positiv war (59).

Die qualitätsgesicherte Versorgung von Patienten beruht auf dem medizinischen Wissensstand des behandelnden Arztes. Die umfangreiche Wissensfülle kann dabei ein Problem bei dem Prozess der ärztlichen Wissensaneignung darstellen. Dies geschieht meist unsystematisch und individuell für jeden Arzt. Hilfreich können hier also Leitlinien sein, welche den aktuellen Wissenstand abbilden. Bedenkt man die kurze Halbwertzeit und die Fülle der medizinischen Information, ist es erforderlich, die Ärzte bei diesem Prozess zu unterstützen.

Kritisiert wurde in dieser Untersuchung die Aktualität der Leitlinien. Wird diese hinterfragt, wäre das ein erster Ansatzpunkt z. B. die derzeitige Überarbeitungszeit zu verkürzen. Sinnvoll wäre auch ein kontinuierliches Angleichen an aktuelle Studienergebnisse, wobei das über elektronische Medien wie „AWMF- online" geschehen könnte. Zu bedenken ist, dass nicht alle Ärzte das Internet als Zugang (28,4 %) zu Leitlinien wählen, sodass für diese Personengruppe eine weitere Möglichkeit gefunden werden muss. In Betracht zu ziehen wäre, die neuen Inhalte mittels E- Mail als Newsletter zu versenden.

Eine Vielzahl der Befragten hielt eine Zugangsmöglichkeit zu urologischen Leitlinien über das Internet- Portal der DGU für wünschenswert. Betrachtet man, dass über 30 % der LL- Anwender und über 50 % der Nicht- Nutzer über das schwierige Auffinden von Leitlinien geklagt haben, wäre ein direkter Zugang über ein fachspezifisches Portal eine gute Alternative, um die LL- Compliance zu erhöhen.

In der Gruppe der Nicht- Nutzer ergab sich ein uneinheitliches Meinungsbild über die ursächlichen Probleme in der Nutzung von urologischen LL. Hier kritisierten 58,7 % die Formate der Leitlinien, es scheint, dass das Aneinanderreihen von hintereinander durchzuführenden Prozeduren nicht ausreichend ist. Die Flexibilitätseinschränkung, die die Hauptanwenderbarriere bei den Nicht- Nutzern (71,1 %) und bei einem Drittel der Anwender von Leitlinien darstellt, lässt vermuten, dass diese Teilnehmer ihr ärztliches Handeln bzw. ihre Entscheidungen hinterfragt sehen oder es als einen Eingriff in die ärztliche Entscheidungsfreiheit empfinden.

Leitlinien sollen aber bei der Entscheidungsfindung helfen, daher bedarf es hier eines Umdenkens durch die Ärzte selbst ggf. einer Aufklärung in Fortbildungsveranstaltungen.

Aus den Ergebnissen dieser Untersuchung zur Akzeptanz und Nutzung von Leitlinien kann keine direkte Information über die Verbesserung der Versorgungsqualität ableiten werden. Eine Studie aus dem Jahr 1997 konnte belegen, dass eine positive Einstellung gegenüber Leitlinien nicht zwangsläufig mit ihrer Anwendung einhergeht (60). Es gibt jedoch indirekt Hinweise, dass die hohe Akzeptanz und eine vermehrte LL- Anwendung zur Verbesserung der Versorgungsqualität führen könnten.

Es scheint nicht ausreichend nur evidenzbasierte Leitlinien zu erstellen, es bedarf auch ein Konzept, um die Anwendung zu fördern. Die Gruppe der Fachärzte machten bei dieser Befragung den größten Prozentsatz aus. Daraus kann nicht geschlussfolgert werden, dass die Leitlinien erst im späteren Verlauf des Berufes zur Anwendung kommen, sondern dass die Fachärzte bei dieser Umfrage am häufigsten vertreten waren. Um aber die LL- Anwendung zu fördern, könnte man z. B. die Assistenzärzte in ihrer fachärztlichen Ausbildung vermehrt an Leitlinien heranführen. Vorstellbar wäre auch die Anwendung von Leitlinien bereits im Rahmen des Medizinstudiums zu integrieren.

Weitere Untersuchungen wären nötig, um die genauen Gründe für die Anwendung von Leitlinien zu ermitteln und so den Grad ihrer Implementierung zu erhöhen.

Als Fazit dieses Aspektes der Studie sollten Leitlinien systematisch fortentwickelt und regelmäßig aktualisiert werden.

4.2 Leitlinienqualität

Zur Beurteilung der Qualität der deutschen Leitlinien für PCA, BCA, KZT, NCA und LuE wurden acht standardisierte Aussagen zu jeder Leitlinie von den Teilnehmern bewertet. Für die Leitlinie KZT zeigte sich eine allgemein hohe Nutzung, dabei erreichten alle acht Aussagen eine Zustimmungsrate von über 50 %. Dies lässt eine große Akzeptanz und Qualität der Leitlinie für KZT aus Sicht der Nutzer vermuten. Auch die Leitlinie für PCA erreichte eine hohe Nutzerrate (65,6 %), weist aber aus Sicht der Anwender qualitative Defizite auf. Auffällig ist, dass nur 48,9 % der Befragten die Empfehlungen für spezifisch und eindeutig erachten, auch die Angaben über „unzweckmäßige Maßnahmen" scheinen bei dieser Leitlinie nicht dargestellt oder sind als solche nicht ersichtlich. Zur Erstellung der PCA- Leitlinie wurden die Aussagen mit unter 50 % Zustimmung bewertet. Stellt man die Leitlinie für KZT, welche mit 81,8 % als spezifisch und eindeutig angesehen wurde, dagegen, ist die Publikation der S3- Leitlinie für PCA zu begrüßen.

Für die Leitlinie des BCA gab es bei knapp 60 % Nutzung eine durchschnittlich gute Zustimmung, betreffend der Qualität. Es fragt sich, warum bei guter Nutzungsrate und guter Qualität der Leitlinie, diese seit Oktober 2001 bei der AWMF nicht mehr aktualisiert wurde.

Ähnliches gilt für die Leitlinie NCA, die Anwender sehen Defizite bei der Darstellung der einzelnen Therapiemaßnahmen, auch das Konzept der Implementierung und das methodische Vorgehen wurde mit unter 50 % beurteilt. Es ist zu vermuten, dass die letzten zwei Aussagen für den Großteil der Ärzte nicht ausschlaggebend für die

Anwendung der Leitlinie sind, da mit Ausnahme der Leitlinie für KZT alle LL bei diesen beiden Kriterien mit unter 50 % bewertet wurden. Denkbar als mögliche Erklärung wäre auch die mangelnde Vertrautheit mit dem Thema der LL- Entwicklung.

Die Qualität der LuE- Leitlinie wurde im Durchschnitt von den Anwendern als schlecht bewertet. Da die Nutzungsrate bei 25,4 % lag, könnte man argumentieren, dass die Rate zu gering war, um ein Qualitätsurteil über diese Leitlinie treffen zu können.

Es scheint aber, dass die Bereitschaft Leitlinien anzuwenden bei malignen Erkrankungen höher ist, als bei benignen. Weiter ist zu vermuten, dass die ungleichen Nutzungsraten nicht nur von der Qualität abhängig sind, da im Vergleich zur Leitlinie für KZT die schlechter bewertete PCA- Leitlinie ebenso häufig angewendet wurde. Auch die Aktualität scheint in diesem Zusammenhang keine Rolle zu spielen, da keine der fünf urologischen AWMF- Leitlinien zum Zeitpunkt der Befragung noch aktuell war.

Ebenso könnte die verschiedene LL- Nutzung auf der Inzidenz der Erkrankung selbst beruhen. Das seltene Auftreten von KZT impliziert eine geringe Behandlungsfrequenz und veranlasst möglicherweise den einzelnen Arzt eher dazu, die geplante Therapie, aufgrund geringer Routine, mithilfe der Leitlinie abzugleichen. Andererseits ist die Inzidenz des PCA hoch, so dass man schlussfolgern kann, dass noch andere Parameter, als die Behandlungsfrequenz eine Rolle bei der LL- Anwendung spielen. Um dies zu evaluieren, bedarf es einer genaueren Untersuchung.

Zur Therapieentscheidung nutzen deutsche Urologen primär die Leitlinien der AWMF, wobei jedoch 64 % der Ärzte auch auf EAU- Leitlinien zurückgreifen.

Im Gegensatz dazu wurden die Leitlinien der AUA lediglich von 30 % angewendet. Es fragt sich, ob der Grund hierfür in den landesspezifischen Gesundheitssystemen zu finden ist oder ob die Nutzung von internationalen Leitlinien den gleichen Hindernissen, wie z. B. mangelnde Aktualität oder nutzerunfreundliche Formate, unterliegt. Ebenso könnte ein schwieriges Auffinden der Leitlinien ursächlich sein.

Da die Befragten dieser Untersuchung einen Zugang zu Leitlinien über das DGU- Portal begrüßen würden, wäre ein zusätzlicher Link zu internationalen urologischen Leitlinien auf dieser Homepage sicher hilfreich.

Zu diskutieren wäre, inwieweit sich die unterschiedlichen LL- Inhalte auch in den verschiedenen Ländern anwenden ließen. Diese Schwierigkeit der Koordinierung bleibt den einzelnen Fachgesellschaften, welche die Leitlinien erstellen, vorbehalten.

Ein weiterer Diskussionspunkt ist, welche Leitlinie für den urologisch tätigen Arzt erstellt werden sollte. In dieser Studie sollte die Frage „Haben Sie je eine oder mehrere LL aus den folgenden Listen genutzt", eine Aussage über die Qualität der einzelnen Leitlinie erbringen. Genauso gut könnte man aber auch Rückschlüsse auf die Notwendigkeit dieser Leitlinie ziehen. Betrachtet man, dass von AWMF, EAU und AUA mit über 50 % hauptsächlich die Leitlinie von KZT, PCA und BCA angewendet wurde, spricht viel dafür, gerade diese Leitlinien kontinuierlich zu aktualisieren.

Im Gegensatz dazu fand bei den Fachgesellschaften die Leitlinie für Nierentransplantation so gut wie keine Anwendung. Ob dies an der Qualität der Leitlinie oder ihrer Notwendigkeit lag, bleibt offen.

Bei derzeit neun AWMF-, zwanzig EAU- und zwölf AUA- Leitlinien ist fraglich, ob die Nutzungsrate einer Leitlinie zunehmen würde, wenn im Vorfeld der LL- Erstellung, evaluiert werden würde, welche Leitlinie von den Urologen erwünscht wäre oder im klinischen Alltag gebraucht wird. Geht man von diesen Umfrageergebnissen aus, wird die Anwendbarkeit von LL im täglichen Gebrauch bemängelt, bei größtenteils positiver Grundeinstellung.

Die Frage nach der Relevanz einzelner Leitlinien stellt sich für das Bundesministerium für Gesundheit nicht, vielmehr sehen sie erhebliche Hürden im Bereich der Verbreitung und Anwendung onkologischer Leitlinien. Es wurde erkannt, dass eine alleinige Bereitstellung von Leitlinien im Internet oder in Zeitschriften ist nicht ausreichend ist. Um Leitlinien praktikabel in den Behandlungsalltag zu integrieren, sollte neben der Langfassung, eine Kurzfassung sowie eine allgemeinverständliche Patientenversion entwickelt werden (61).

4.3 Versorgungsqualität

Eine positive Einstellung gegenüber Leitlinien allein ist nicht ausreichend, um eine optimale qualitativ hochwertige medizinische Versorgung der urologischen Patienten zu gewährleisten.

Der zunehmende wirtschaftliche Druck im deutschen Gesundheitswesen führt zur Forderung, die vorhandenen knappen Ressourcen noch effektiver einzusetzen. Einen Ansatzpunkt bieten Behandlungszentren für spezifische Erkrankungen. Vor diesen

Hintergrund wurden in den letzten Jahren bundesweit Behandlungszentren für PCA geschaffen.

Interessanterweise sprachen sich nur 25,2 % der Befragten für den Versorgungsansatz durch Prostatazentren aus. Offensichtlich reicht die potenziell verbesserte Versorgungsqualität in diesen Zentren als Argument aus Sicht der Urologen nicht aus. Andererseits befürworten 40,5 % der Teilnehmer die Schaffung von Behandlungszentren für KZT, gleichzeitig wurde die zugehörige Leitlinie im Vergleich mit den anderen als die qualitativ hochwertigste beurteilt. Warum das so ist, bleibt Spekulation. Einerseits könnte die geringe Inzidenz der Erkrankung und die damit geringe Routine in der Therapie dafür verantwortlich sein oder die Tatsache, dass der Wissensstand der Leitlinie aus dem Jahr 1997 für einen Teil der Befragten nicht aktuell genug ist (55). Eine weite Erklärung könnte auch die Behandlungseinschränkung durch LL- Vorgaben sein.

Andererseits könnten auch die regionalen Schwankungen in der Versorgungsqualität der Patienten mit KZT, wie bereits im Jahr 2004 beschrieben, verantwortlich sein (50).

Die Vermutung, dass die Einstellung zur Schaffung von Behandlungszentren von der Berufsermächtigung abhängig sein könnte, hat sich nicht bestätigt. Vielmehr scheint es, dass gerade Ärzte mit großer onkologischer Ermächtigung eher zur Zentrumsschaffung tendieren. Es fragt sich, ob der Grund in der Zentrumsstruktur selbst zu finden ist, da hierfür die Notwendigkeit der interdisziplinären Zusammenarbeit mit anderen Fachrichtungen besteht.

Ein weiterer Ansatzpunkt zur Qualitätsförderung könnte ein Honorarsystem darstellen, welches einen finanziellen Anreiz für die LL- Nutzung schafft. Zu diesem Vorschlag ergab sich bei den Befragten ein unklares Meinungsbild. Leitlinien wären in diesem Fall nicht mehr als Entscheidungshilfen anzusehen, vielmehr hätten sie dann den Charakter von Richtlinien. Diese Tatsache könnte für viele der Ärzte abschreckend wirken, auch wenn es, wie z. B. bei Diabetes mellitus nachgewiesen, die Versorgungsqualität verbessert (62).

Weitere Beispiele für die Verknüpfung von ärztlichem Honorar mit der Versorgungsqualität finden sich in Großbritannien und den USA. Dabei sind Bonuszahlungen an Ärzte vorgesehen, welche bestimmte Qualitätskriterien erfüllen (63).

In Deutschland gibt es hierzu widersprüchliche Meinungen. KBV-Vorstandsvorsitzender Dr. med. Andreas Köhler sieht in validen Qualitätsindikatoren die Möglichkeit, Transparenz zu schaffen. Mit dem Prinzip „pay for performance" könnten Teile der Vergütung an die gebotene Qualität geknüpft werden „Wer nachweisbar eine höhere Qualität bietet als andere, sollte auch mehr Geld dafür bekommen".

Anderer Ansicht ist der Bremer Allgemeinarzt Günther Egidi, seiner Meinung nach würden von außen herangetragene Indikatoren an der Realität vorbeigehen. Daher sollten die Qualitätsindikatoren von den jeweiligen Ärzten selbst entwickelt werden „Sonst wirft man uns hinterher noch vor, dass wir Ziele nicht erreicht haben, die ohnehin nicht sinnvoll und schon gar nicht erreichbar waren".

Die KBV hat zum Erfassen des Standes der Implementierung von Qualitätsindikatoren einen Fragebogen an den Deutschen Hausärzteverband versandt. Dieser reagierte nicht gerade positiv, Geschäftsführer Robert Festersen stellte fest „Der KBV geht es darum, verschiedene Klassen von Ärzten zu bilden, die auch unterschiedlich bezahlt werden sollen". Weiter ist er der Ansicht, dass betriebswirtschaftliche Erwägungen hier fehl am Platz seien, da Qualitätsindikatoren die medizinische Ergebnisqualität abbilden (64).

Im August 2008 veröffentlichte die Bundesgeschäftsstelle Qualitätssicherung (BQS) im Auftrag des Gemeinsamen Bundesausschusses (G-BA) umfangreiche Daten zur Behandlungsqualität in deutschen Krankenhäusern für das Jahr 2007. Die bewerteten 194 Qualitätsindikatoren konnten zeigen, dass sich die Ergebnisse seit dem Jahr 2005 kontinuierlich verbessert haben, aber das Ziel von 95 Prozent bislang noch nicht erreicht wurde. Um eine flächendeckende leitliniengerechte Versorgung sicher zu stellen, sollten nun die zuständigen medizinischen Fachgesellschaften mit eingebunden werden (65).

Um langfristig den Effekt von Leitlinien abschätzen zu können, bedarf es einer kontinuierlichen Erfassung der Versorgungsqualität. Geeignet wären hierfür die sogenannten RAND- Indikatoren. RAND ist eine kalifornische Non- Profit- Organisation, welche sich auf die Erstellung von national angepassten Qualitätsindikatoren spezialisiert hat. Durch objektive Forschung und Analyse unterstützt die Organisation, nicht nur auf dem Gebiet der Gesundheitsversorgung, die Entscheidungsfindung (66).

Es ist denkbar, dass solche Qualitätssysteme die Versorgungsqualität verbessern können. Bedenkt man, dass so die festgefahrenen Vorgehen durchleuchtet und Schwachstellen aufgedeckt werden und so auch die Betriebsblindheit abnimmt.

Viele Autoren beschäftigen sich damit, die RAND- Indikatoren auf die Evaluierung der Versorgungsqualität z. B. beim PCA anzuwenden (67; 68).

Die von Miller et al. im Jahr 2003 beim PCA abgewandelten RAND- Indikatoren wären möglicherweise auch für andere Erkrankungen einzusetzen (69). Dabei könnten ausgesuchte Prozess- Indikatoren wie z. B. vorbestehende Risikofaktoren hinsichtlich der Entstehung der Hauptkomplikationen oder die Indikationsstellung für die jeweilige Therapie erfasst werden. Outcome- Indikatoren, welche auch für die leitlinienkonforme Behandlung bei benignen Erkrankungen geeignet wären, könnten u. a. die Rezidivrate, die Komplikationsrate sowie die Patientenzufriedenheit bzw. Lebensqualität sein.

Die Ergebnisse dieser Umfrage können nur einen Einblick in die Effektivität von Leitlinien aus Sicht der anwendenden Urologen bieten. Leitlinien werden nur dann zu einer Verbesserung der Versorgungsqualität führen, wenn es gelingt, eine Verhaltensänderung der Ärzte bei der Anwendung zu bewirken.

5 Zusammenfassung

Leitlinien für Diagnostik und Therapie werden in zunehmender Anzahl publiziert. Dabei sollen LL als Entscheidungshilfen fungieren, die so einen Ansatz zur Verbesserung der Versorgungsqualität bieten. Eine umfangreiche Evaluation des klinischen Effekts urologischer LL erfolgte bisher nicht. Ziel dieser Studie war es, erstmals systematisch die Akzeptanz, das Nutzerverhalten und die Qualität nationaler und internationaler urologischer LL zu eruieren.

Über den DGU- E- Mail- Verteiler wurde ein Online- Fragebogen zur allgemeinen LL- Nutzung versandt. Zudem wurden qualitative Unterschiede der deutschen LL für PCA, BCA, KZT, NCA, LuE, sowie der urologischen LL von der AUA und der EAU erfragt.

An der Umfrage nahmen bundesweit 467 Urologen teil, mit 44,5 % waren die Fachärzte am häufigsten vertreten. Leitlinien wurden von über 90 % der Befragten als hilfreiche Unterstützung angesehen. Die Einstellung gegenüber LL war mit über 90 %, auch in der Gruppe der Nicht- Nutzer (n = 46), insgesamt eher positiv. Als Medium der LL- Disseminierung bevorzugen 28,4 % das Internet und 22,2 % die Publikation in der Zeitschrift „Urologe". Viele der Befragten würden in Zukunft einen direkten Zugang zu LL über das Portal der DGU begrüßen. Kritisiert wurde hauptsächlich die mangelnde Aktualität einzelner LL. Die Leitlinie für KZT erreichte im Vergleich zu den übrigen mit 65,8 % der Befragten die höchste Nutzerrate und wurde als die qualitativ hochwertigste beurteilt. Auch befürworten 40,5 % der Teilnehmer die Schaffung von Behandlungszentren für KZT, zusätzlich zu LL- Publikationen. Bei den anderen Tumorentitäten, insbesondere beim PCA, wurde die LL- Entwicklung als sinnvollerer Ansatz erachtet, als die Schaffung von Behandlungszentren.

Mit 86,1 % wurden die Leitlinien der AWMF am häufigsten in der Rangfolge KZT, PCA und BCA genutzt. Die EAU- Leitlinien waren von 64 % angewendet worden, dabei zuerst PCA, dann KZT und BCA. Die Einstellung zu einem Honorarsystem und damit zu einem finanziellen Anreiz für die leitlinienkonforme Diagnostik und Therapie konnte bei den Befragten keine eindeutige Entscheidung erbringen.

Die Mehrheit der deutschen Urologen ist Leitlinien gegenüber aufgeschlossen. Im klinischen Alltag kommen einzelne LL zur Therapieentscheidung zur Anwendung. Die gewonnenen Erkenntnisse dieser Studie können bei der Disseminierung und der

Implementierung von LL hilfreich sein. Vor allem sollten dazu selbstverständlich qualitativ hochwertige und aktuelle LL zum Einsatz kommen. Um eine Verbesserung der Versorgungsqualität und eine Erhöhung des Nutzungsgrads zu erreichen, bedarf es weiterer Untersuchungen. Um die Implementierung von Leitlinien weiter zu fördern sollte, neben der aktiven Verbreitung und der Frage nach welche LL wirklich relevant ist, z. B. spezielle Fortbildungen aber auch finanzielle Anreize in Betracht gezogen werden.

Literaturverzeichnis

1. Europarat; Entwicklung einer Methodik für die Ausarbeitung von Leitlinien für die optimale medizinische Praxis. Empfehlung Rec(2001) 13 des Europarates und Erläuterndes Memorandum. Deutschsprachige Ausgabe. Köln: Z ärztl Fortbild Qual sich, 2002; 96 (Suppl 3): 1-60

2. Ollenschläger G, Thomeczek C, Thalau F, et al.; Medizinische Leitlinien in Deutschland, 1994 bis 2004. Von der Leitlinienmethodik zur Leitlinienimplementierung. Z ärztl Fortbild Qual Gesundh wes, 2005; 99: 7-13

3. Bundesärztekammer, Arbeitsgemeinschaft der Wissenschaftlichen Medizinischen Fachgesellschaften, Kassenärztliche Bundesvereinigung; Nationales Programm für Versorgungs- Leitlinien. Methoden-Report. 2. Auflage- Stand Juli 2004

4. Ollenschläger G, Thomeczek C, Kirchner H, Oesingmann U, Kolkmann FW; Leitlinien und Evidenz-basierte Medizin in Deutschland. Z Gerontol Geriat, 2000; 33: 82-89

5. Vosteen KH; Leitlinien aus der Sicht der AWMF Langenbecks Arch Chir, 1997; (Suppl 2): 57-60

6. Hart D; Ärztliche Leitlinien- rechtliche Aspekte. Z ärztl Fortbild Qual sich, 2000; 94: 65-69

7. Hansis ML, Hansis DE; Der Umgang mit Risiken im klinischen Alltag und seine Beeinflussung durch Leitlinien. Z ärztl Fortbild Qual sich, 2000; 94: 137-141

8. Arbeitsgemeinschaft der Wissenschaftlichen Medizinischen Fachgesellschaften, AWMF online- Leitlinien: Methodische Empfehlungen („Leitlinie für Leitlinien", Stand Februar 2000). 2008; Zugriff: 08.02.2008, http://www.uni-duesseldorf.de/AWMF/ll/ll_metho.htm

9. Ollenschläger G, Oesingmann U, Thomeczek C, Kolkmann FW; Ärztliche Leitlinien in Deutschland- aktueller Stand und zukünftige Entwicklungen. Z ärztl Fortbild Qual sich, 1998; 92:273-280

10. Ollenschläger G, Berenbeck C, Löw A, Stobrawa F, Kolkmann FW; Nationales Programm für Versorgungs- Leitlinien bei der Bundesärztekammer- Methoden-Report. Z ärztl Fortbild Qual sich, 2002; 96: 545-548

11. Ollenschläger G, Marshall C, Qureshi S, et al.; Improving the quality of health care: using international collaboration to inform guideline programmes by founding the Guidelines International Network (G-I-N). Qual Saf health Care; 2004; 13: 455-460

12. Leigemann M; Leitlinienentwicklung: Verbesserte internationale Kooperation. Dtsch Ärztebl, 2004; 101 (6):326

13. Lampert U, Bungart B, Arndt S, Thomeczek C, Ollenschläger G; Der Online-Informationsdienst „ LEITLINIEN- IN- FO"- ein Beitrag zum Qualitätsmanagement im Gesundheitswesen. Z ärztl Fortbild Qual sich, 1999; 93: 39-44

14. Heidenreich R, Himmel W, Böckmann H, et al.; Elektronische Erfassung von medizinischen Daten in deutschen Hausarztpraxen: Ein Telefon- Survey. Z ärztl Fortbild Qual Gesundh wes, 2005; 99: 573-580

15. Köbberling J; Rationalisierungsbestrebung: Leitlinien, evidence based medicine. Z ärztl Fortbild Qual sich, 2000; 94: 794-799
16. Shaneyfelt TM, Mayo-Smith MF, Rothwangl J; Are Guidelines Following Guidelines? The Methodological Quality of Clinical Practice Guidelines In the Peer- Reviewed Medical Literature. JAMA, 1999; 281: 1900-1905
17. Helou A, Perleth M, Bitzer EV, Dörning H, Schwartz FW; Methodische Qualität ärztlicher Leitlinien in Deutschland. Z ärztl Fortbild Qual sich, 1998; 92: 421-428
18. Arbeitsgemeinschaft der Wissenschaftlichen Medizinischen Fachgesellschaften, AWMF online- Leitlinien: Qualitätskriterien Leitlinien. Erarbeitung von Leitlinien Für Diagnostik und Therapie. 2008; Zugriff: 30.04.2008, http://www.uni- duesseldorf.de/AWMF/II/II_quali.htm
19. Helou A, Kostovic-Cilic L, Ollenschläger G; Nutzermanual zur Checkliste „Methodische Qualität von Leitlinien". Z ärztl Fortbild Qual sich, 1998; 92: 361-365
20. Ollenschläger G, Oesingmann U, Thomeczek C, Kolkmann FW; Ärztliche Leitlinien in Deutschland- aktueller Stand und zukünftige Entwicklungen. Z ärztl Fortbild Qual sich, 1998; 92: 273-280
21. Ärztliches Zentrum für Qualität in der Medizin; Checkliste Methodische Qualität von Leitlinien 2. Version- Bewertungsinstrument des Leitlinien- Clearingverfahrens. 2. Version (8/ 1999). 2008: Zugriff: 30.04.2008, http://www.leitlinien.de/leitlinienqualitaet/pdf/llcheck99.pdf
22. Ollenschläger G, Helou A, Kostovic-Cilic L, et. al; Die Checkliste zur methodischen Qualität von Leitlinien. Z ärztl Fortbild Qual sich, 1998; 92: 191-194
23. Kassenärztliche Bundesvereinigung; Mitteilungen: Das Deutsche Instrument zur methodischen Leitlinien- Bewertung (DELBI). Dtsch Ärztebl, 2005; 8:370-371
24. Arbeitsgemeinschaft der Wissenschaftlichen Medizinischen Fachgesellschaften, Ärztliches Zentrum für Qualität in der Medizin; 2. Organisation der Leitlinien- Entwicklung. Z ärztl Fortbild Qual sich, 2001; 95 (Suppl 1): 9-17
25. Helou A, Lorenz W, Ollenschläger G, Reinauer H, Schwartz FW; Methodische Standards der Entwicklung evidenz-basierter Leitlinien in Deutschland. Z ärztl Fortbild Qual sich, 2000; 94: 330-339
26. 105. Dt. Ärztetag; Entschließungen zum Tagesordnungspunkt : Individualisierung oder Standardisierung in der Medizin?. Dtsch Ärztebl, 2002; 99 (23): A-1588
27. Ollenschläger G, Kirchner H, Fiene M; Leitlinien in der Medizin- scheitern sie an der praktischen Umsetzung?. Internist, 2001; 42: 473-483
28. Graham ID, Harrison MB; Evaluation and adaptation of clinical practice guidelines. Evid Based Nurs, 2005; 8: 68-72
29. Woolf SH, Grol R, Hutchinson A, Eccles M, Grimshaw J; Clinical guidelines: Potential benefits, limitations, and harms of clinical guidelines. BMJ, 1999; 318: 527-530
30. de Ridder M; Der Arzt zwischen Leitlinien und Patientenindividualität. Z ärztl Fortbild Qual Gesundh wes, 2005; 99: 313-316

31. Gerlach FM, Beyer M, Berndt M, Szecsenyi J, Abholz HH, Fischer GC; Das DEGAM- Konzept – Entwicklung, Verbreitung, Implementierung und Evaluation von Leitlinien für die hausärztliche Praxis. ärztl Fortbild Qual sich, 1999; 93: 11-120

32. Meyer T, Ströbel A, Raspe H; Evidenz-basierte Medizin aus Sicht niedergelassener Ärztinnen und Ärzte: ein repräsentativer Survey zu Akzeptanz und Fortbildungsinteressen. Z ärztl Fortbild Qual Gesundh wes, 2004; 98: 293-300

33. Heintze C, Matysiak-Klose D, Braun V; Wahrnehmung von Fortbildungsangeboten aus Sicht der Hausärzten. Eine qualitative Befragung von Allgemeinärzten und hausärztlich tätigen Internisten aus Berlin. Z ärztl Fortbild Qual Gesundh wes, 2005; 99: 437-442

34. Ollenschläger G; Zeitschrift für ärztliche Fortbildung und Qualitätssicherung. Z ärztl Fortbild Qual sich, 2001; 95: 159

35. Arbeitsgemeinschaft der Wissenschaftlichen Medizinischen Fachgesellschaften, AWMF online- Index Leitlinien Urologie: Leitlinien für Diagnostik und Therapie Urologie. 2009; Zugriff: 10.07.2009, http://www.uni-duesseldorf.de/AWMF/ll/ll_043.htm

36. European Association of Urology, Online: European Association of Urology. 2008; Zugriff: 10.05.2008, http://www.uroweb.org/eau-organisation-governance-structure/about-the-eau/eau-history/

37. European Association of Urology, Online: European Association of Urology. 2009; Zugriff: 10.07.2009, http://www.uroweb.org/nc/professional-resources/guidelines/online/

38. American Urological Association, AUAnet- About AUA. 2008; Zugriff: 10.05.2008, http://www.auanet.org/about/

39. American Urological Association, AUAnet- About AUA. 2008; Zugriff: 10.05.2008, http://www.auanet.org/about/eau.cfm

40. American Urological Association, AUAnet- Clinical Guidelines. 2009; Zugriff: 10.07.2009, http://www.auanet.org/content/guidelines-and-quality-care/clinical-guidelines.cfm

41. Tumorregister München, Daten: Tumorspezifische Auswertung. 2008; Zugriff: 29.04.2008; http://www.tumorregister-muenchen.de/facts/specific_analysis.php

42. Bundesverband Prostatakrebs Selbsthilfe e. V., Enders P; S3-Leitlinie zum Prostatakarzinom. 2008 Zugriff: 10.05.2008, http://www.prostatakrebs-bps.de/index.php?option=com_content& task=view&id=398&Itemid=149

43. Bundesverband Prostatakrebs Selbsthilfe e. V., Enders P; S3-Leitlinie zum Prostatakarzinom. 2009 Zugriff: 22.07.2009, http://www.prostatakrebs-bps.index.php?option=com_content&task=view&id=479&Itemid=149

44. Heidenreich A, Aus G, Bolla M, et al.; EAU Guidelines on Prostata Cancer. Eur Urol, 2008; 35: 68-80

45. American Urological Association, AUAnet- Clinical Guidelines. 2008; Zugriff: 10.05.2008, http://www.auanet.org/content/guidelines-and-quality-care/clinical-guidelines/main-reports/proscan07/content.pdf
46. European Association of Urology, Online: Guidelines. 2008; Zugriff: 18.05.2008, http://www.uroweb.org/fileadmin/tx_eauguidelines/2009/Full/TaT1_BC.pdf
47. European Association of Urology, Online: Guidelines. 2008; Zugriff: 18.05.2008, http://www.uroweb.org/fileadmin/tx_eauguidelines/2008/Full/Muscle-Invasive_BC.pdf
48. American Urological Association, AUAnet- Clinical Guidelines. 2008; Zugriff: 18.05.2008, http://www.auanet.org/content/guidelines-and-quality-care/clinical-guidelines/main-reports/bladcan07/cover.pdf
49. Arbeitsgemeinschaft der Wissenschaftlichen Medizinischen Fachgesellschaften, AWMF online- Leitlinien Onkologie/ Urologie: Harnblasenkarzinom. 2008; Zugriff: 18.05.2008, http://www.uni-duesseldorf.de/AWMF/ll/032-038.htm http://www.uni-duesseldorf.de/AWMF/ll-na/043-020.htm
50. Schrader M, Weißbach L, Miller K; Therapie von Hodentumoren. Dtsch Ärztebl, 2004; Jg.101; 39 (Sonderdruck): A 2612-2618
51. European Association of Urology, Online: Guidelines. 2009; Zugriff: 20.07.2009, http://www.uroweb.org/nc/professional-resources/guidelines/online
52. Arbeitsgemeinschaft der Wissenschaftlichen Medizinischen Fachgesellschaften, AWMF online- Index Leitlinien Urologie: Leitlinien für Diagnostik und Therapie Urologie. 2009; Zugriff: 20.07.2009, http://www.uni-duesseldorf.de/AWMF/ll/ll_043.htm
53. American Urological Association, AUA - Clinical Guidelines. 2009; Zugriff: 20.07.2009, http://www.auanet.org/content/guidelines-and-quality-care/clinical-guidelines.cfm
54. Arbeitsgemeinschaft der Wissenschaftlichen Medizinischen Fachgesellschaften, AWMF online- Leitlinien Urologie: Leitlinie zur Therapie des Prostatakarzinoms. 1998; Zugriff: 10.05.2008, http://www.uni-duesseldorf.de/AWMF/ll/043-022.htm
55. Arbeitsgemeinschaft der Wissenschaftlichen Medizinischen Fachgesellschaften, AWMF online- Leitlinien Urologie: Leitlinie zur Therapie des Hodentumors. 2008; Zugriff: 26.05.2008,
56. Arbeitsgemeinschaft der Wissenschaftlichen Medizinischen Fachgesellschaften, AWMF online- Leitlinien Onkologie/ Urologie: Nierenzellkarzinom. 2008; Zugriff: 23.05.2008, http://www.uni-duesseldorf.de/awmf/ll-na/032-037.htm
57. Arbeitsgemeinschaft der Wissenschaftlichen Medizinischen Fachgesellschaften, AWMF online- Leitlinien Urologie: Diagnostik und Therapie von Libido- und Erektionsstörungen. 2008; Zugriff: 26.05.2008, http://www.uni-duesseldorf.de/AWMF/ll/043-031.htm
58. Rolfes H; Implementierung evidenzbasierter Leitlinien in der Praxis- Aktuelle Erfahrungen und künftige Entwicklungen. Z ärztl Fortbild Qual sich, 2001; 95: 273-274

59. Beyer M, Gerlach FM, Breul A; Qualitätsförderung und Qualitätszirkel aus der Sicht niedergelassener Ärztinnen und Ärzte - repräsentative Ergebnisse aus Bremen und Sachsen-Anhalt. Z ärztl Fortbild Qual sich, 1999; 93 (9): 677-687.

60. Hayward R, Guyatt G, Moore K, McKibbon K, Carter A; Canadian physicians' attitudes about preferences regarding clinical practice guidelines. CMAJ, 1997; 156 (12): 1715-1723

61 Bundesministerium für Gesundheit; Nationaler Krebsplan Stand: Dezember 2009. Zugriff: 14.01.2010, http://www.bmg.bund.de/nn_1168258/SharedDocs/ Standardartikel/DE/AZ/N/Glossarbegriff-Nationaler-Krebsplan.html

62. Schrader M, Hartmann M, Krege S, Miller K, Weißbach L; "Second opinion centers". Approach for improving the quality of treatment for testicular tumors. Urologe A, 2006; 45 (4): 493-4

63. Epstein AM, Lee TH, Hamel MB; Paying physicians for high-quality care. N Engl J Med, 2004; 350 (4): 406-10

64. Auschra R; Bessere Patientenversorgung oder nur schärfere Kontrolle?. 2007; Zugriff: 24.07.2009, http://www.kassenarzt.de/index.php?pVId=104688595&nodeId=14876&page=1

65. Gemeinsamer Bundesausschuss; Pressemitteilung. Versorgungsqualität im Krankenhaus weiter verbessert, Handlungsbedarf bleibt – BQS veröffentlicht Qualitätsreport für das Jahr 2007. 2008; Zugriff: 24.07.2009, http://www.g-ba.de/ downloads/34-215-256/2008-08-20-KH-BQS-Qualit%C3%A4tsreport-2007.pdf

66. RAND Corporation, RAND- online. 2009; Zugriff: 16.07.2009, http://www.rand. org/about/history/

67. Penson DF; Assessing the quality of prostate cancer care. Curr Opin Urol, 2008; 18 (3): 297-302

68. Krupski TL, Bergman J, Kwan L, Litwin MS; Quality of prostate carcinoma care in a statewide public assistance program. Cancer, 2005; 104 (5): 985-92

69. Miller DC, Litwin MS, Sanda MG, et al.; Use of quality indicators to evaluate the care of patients with localized prostate carcinoma. Cancer, 2003; 97 (6): 1428-35

Abbildungsverzeichnis

Abb. 1.1 AWMF-online-LL: Methodische Empfehlungen. Zugriff: 20.07.2009, http://leitlinien.net/

Abb. 1.2 AWMF-online-LL: Leitlinientendenz Zugriff: 20.07.2009, http://www.uni-duesseldorf.de/AWMF/awmf-frs.htm

Abb. 1.3 AWMF-online-LL: Nutzungsstatistik. Zugriff: 20.07.2009, http://www.uni-duesseldorf.de/AWMF/awmf-frs.htm

Abb. 3.1 Grundeinstellung aller Befragten

Abb. 3.2 Grundeinstellung der Nicht-Nutzer

Abb. 3.3 Nutzung der verschiedenen LL

Abb. 3.4 Barrieren für Leitliniennutzung – Anwender

Abb. 3.5 Barrieren für Leitliniennutzung – Nicht- Nutzer

Abb. 3.6 Barrieren für Leitliniennutzung – Alle Befragten

Abb. 3.7 Die behandelten medizinischen Probleme sind differenziert beschrieben

Abb. 3.8 Gesundheitlicher Nutzen, Nebenwirkungen und Risiken sind berücksichtigt

Abb. 3.9 Die Empfehlungen sind spezifisch und eindeutig

Abb. 3.10 Die verschiedenen Handlungsoptionen für das Versorgungsproblem sind Dargestellt

Abb. 3.11 Es existieren Angaben, welche Maßnahmen unzweckmäßig, überflüssig oder obsolet sind

Abb. 3.12 Der Ablauf des medizinischen Entscheidungsprozesses kann systematisch nachvollzogen und schnell erfasst werden

Abb. 3.13 Ein Konzept zur Implementierung der LL wird beschrieben

Abb. 3.14 Der LL ist eine Beschreibung zum methodischen Vorgehen (Leitlinien-Report) hinterlegt

Abb. 3.15 Behandlungszentren besser geeignet als LL- Entwicklung zur Verbesserung der Versorgungsqualität

Abb. 3.16 Berufsermächtigung vs. Behandlungszentrum – KZT

Abb. 3.17 Berufsermächtigung vs. Behandlungszentrum – NCA

Tabellenverzeichnis

Tabelle 1.1 Drei- Stufen- Konzept der Leitlinienentwicklung der AWMF (8)

Tabelle 1.2 Liste aktueller urologischer LL: AUA/AWMF/EAU (35; 37; 40)

Tabelle 1.3 Konsensusthemen (42)

Tabelle 3.1 Zugangswunsch

Tabelle 3.2 Bundesland

Danksagung

Herrn Prof. Dr. M. Schrader für die Bereitstellung des Themas und der Möglichkeit, die vorliegende Arbeit durchzuführen, sowie für die vielen Hinweise, Anregungen und konstruktive Kritik, mit denen er mich immer wieder motivieren konnte.

Prof. Dr. M. Stöckle und Herrn O. Kurpick für die Zusammenarbeit sowie der Bereitstellung des DGU- E- Mail- Verteilers.

Prof. Dr. H. Knispel für die Möglichkeit den Fragenbogen im Rahmen der BUG zu testen.

Dr. A. Wöckel und dem ÄZQ- Team sowie Dr. J. Busch für ihre anregenden Vorschläge.

Dem EDV- Team der Charité, welche mich in dem Bemühen, das Programmieren einer Homepage zu lernen, unterstützten.

T. Finke für sein technisches Wissen sowie die Bereitstellung eines Serverplatzes.

PD Dr. Dr. W. Hopfenmüller des Institutes für Medizinische Biometrie für die Betreuung.

Meinen Freunden, die mich zu jeder Zeit unterstützt und an mich geglaubt haben.

Allen Teilnehmern für ihre Zeit und freundliche Anregungen.

Anhang

A E- Mail- Anschreiben der Umfrage

Januar _____

Betreff: DGU- Leitliniennutzung in der Urologie

Sehr geehrte Kolleginnen und Kollegen,

in zunehmender Anzahl und Qualität werden Leitlinien für die Diagnostik und Therapie urologischer Erkrankungen publiziert.

Wir möchten den Stellenwert von Leitlinien in der Versorgung urologischer Patienten ermitteln, um diese ggf. stärker als bisher in Fortbildungsveranstaltungen und Kongressen zu integrieren oder in anderer Form zu disseminieren.

Zu diesem Zweck würden wir Sie bitten 16 Fragen zu beantworten.
Die Beantwortung des Onlinefragebogens wird ca. 4 Minuten in Anspruch nehmen. Alle Angaben sind anonym und werden entsprechend des Datenschutzes behandelt.

Wir sind gespannt auf Ihre Antworten und bitten Sie folgenden Link anzuklicken http://www.urologie.reddax.de/ um zum Fragebogen zu gelangen.

Sollten Sie Fragen oder Anmerkungen haben, zögern Sie bitte nicht, uns jederzeit via E-Mail (catarina.jahnke@charite.de) zu kontaktieren.

Nach Abschluss der Befragung informieren wir Sie selbstverständlich gern über die Ergebnisse.

Mit bestem Dank für Ihre Unterstützung und freundlichen Grüßen,

Prof. Dr. M. Stöckle   Prof. Dr. K. Miller
(Generalsekretär; Deutsche   (Direktor, Urologische Klinik,
Gesellschaft für Urologie)   Charité – Campus Benjamin Franklin)

Mai

Betreff: DGU- Leitliniennutzung in der Urologie

Sehr geehrte Kolleginnen und Kollegen,

im Februar diesen Jahres haben wir die Online-Befragung „Leitliniennutzung in der Urologie" gestartet, um den Stellen wert von Leitlinien in der Urologie zu ermitteln.

Mit diesem Schreiben möchten wir Sie nochmals um Ihre Teilnahme bitten, denn auf Ihre Meinung kommt es an.

Über den angegebenen Link gelangen Sie zum Fragebogen:

http://www.urologie.reddax.de/

Die Beantwortung der 16 Fragen wird nur ca. 4 Minuten in Anspruch nehmen. Alle Angaben sind anonym und werden entsprechend des Datenschutzes behandelt.

Sollten Sie Fragen oder Anmerkungen haben, zögern Sie bitte nicht, uns jederzeit via E-Mail (catarina.jahnke@charite.de) zu kontaktieren.

Nach Abschluss der Befragung informieren wir Sie selbstverständlich gern über die Ergebnisse.

Mit bestem Dank für Ihre Unterstützung und freundlichen Grüßen,

Prof. Dr. M. Stöckle
(Generalsekretär; Deutsche
Gesellschaft für Urologie)

Prof. Dr. K. Miller
(Direktor, Urologische Klinik,
Charité – Campus Benjamin Franklin)

B   Eröffnungsseite zur Umfrage

Leitliniennutzung in der Urologie

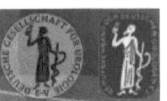

Herzlich Willkommen !

Sehr geehrte Kolleginnen und Kollegen,

bevor Sie zur von der DGU unterstützten Umfrage gelangen, möchten wir Sie bitten Ihren aktuellen Ausbildungsstand anzugeben:

○ Mediziner/in mit jüngst absolviertem Staatsexamen

○ Assistenzarzt/-ärztin

○ Facharzt/-ärztin

○ Oberarzt/-ärztin

○ Chefarzt/-ärztin (Direktor/in)

○ Sonstiges, und zwar: [   ]   weiter

C   Online- Umfrage

Leitliniennutzung in der Urologie- Umfrage

1. Wie ist Ihre grundsätzliche Einstellung gegenüber Leitlinien?

positiv und sehr interessiert	eher positiv	unentschieden	eher negativ	negativ und gar nicht interessiert
○	○	○	○	○

2. Nutzen Sie Behandlungsleitlinien für die Diagnostik und Therapie?

ja	nein
○	○

wenn Antwort "nein" bitte weiter mit Frage 12!

3. Welchen Zugang wählen Sie zu Leitlinien?

   Mehrfachauswahl möglich!

   ☐ deutschsprachige Zeitschriften   ☐ Kongress
   ☐ englischsprachige Zeitschriften   ☐ Fortbildung
   ☐ Internet   ☐ Kollegen

4. Wie ist Ihre Meinung zur Prostatakarzinom- Leitlinie?

	trifft voll und ganz zu	trifft eher zu	teils/teils	trifft eher nicht zu	trifft überhaupt nicht zu
die behandelten medizinischen Fragen/Probleme sind differenziert beschrieben	○	○	○	○	○
gesundheitlicher Nutzen, Nebenwirkungen und Risiken sind berücksichtigt	○	○	○	○	○
die Empfehlungen sind spezifisch und eindeutig	○	○	○	○	○
die verschiedenen Handlungsoptionen für das Versorgungsproblem sind dargestellt	○	○	○	○	○
es existieren Angaben, welche Maßnahmen unzweckmäßig, überflüssig oder obsolet sind	○	○	○	○	○
der Ablauf des medizinischen Entscheidungsprozesses kann systematisch nachvollzogen und schnell erfasst werden	○	○	○	○	○
ein Konzept zur Implementierung der LL wird beschrieben	○	○	○	○	○
der LL ist eine Beschreibung zum methodischen Vorgehen (Leitlinien-Report) hinterlegt	○	○	○	○	○

5. Wie ist Ihre Meinung zur Blasenkarzinom- Leitlinie?

	trifft voll und ganz zu	trifft eher zu	teils/teils	trifft eher nicht zu	trifft überhaupt nicht zu
die behandelten medizinischen Fragen/Probleme sind differenziert beschrieben	○	○	○	○	○
gesundheitlicher Nutzen, Nebenwirkungen und Risiken sind berücksichtigt	○	○	○	○	○
die Empfehlungen sind spezifisch und eindeutig	○	○	○	○	○
die verschiedenen Handlungsoptionen für das Versorgungsproblem sind dargestellt	○	○	○	○	○
es existieren Angaben, welche Maßnahmen unzweckmäßig, überflüssig oder obsolet sind	○	○	○	○	○
der Ablauf des medizinischen Entscheidungsprozesses kann systematisch nachvollzogen und schnell erfasst werden	○	○	○	○	○
ein Konzept zur Implementierung der LL wird beschrieben	○	○	○	○	○
der LL ist eine Beschreibung zum methodischen Vorgehen (Leitlinien-Report) hinterlegt	○	○	○	○	○

6. Wie ist Ihre Meinung zur Keimzelltumor- Leitlinie?

	trifft voll und ganz zu	trifft eher zu	teils/teils	trifft eher nicht zu	trifft überhaupt nicht zu
die behandelten medizinischen Fragen/Probleme sind differenziert beschrieben	○	○	○	○	○
gesundheitlicher Nutzen, Nebenwirkungen und Risiken sind berücksichtigt	○	○	○	○	○
die Empfehlungen sind spezifisch und eindeutig	○	○	○	○	○
die verschiedenen Handlungsoptionen für das Versorgungsproblem sind dargestellt	○	○	○	○	○
es existieren Angaben, welche Maßnahmen unzweckmäßig, überflüssig oder obsolet sind	○	○	○	○	○
der Ablauf des medizinischen Entscheidungsprozesses kann systematisch nachvollzogen und schnell erfasst werden	○	○	○	○	○
ein Konzept zur Implementierung der LL wird beschrieben	○	○	○	○	○
der LL ist eine Beschreibung zum methodischen Vorgehen (Leitlinien-Report) hinterlegt	○	○	○	○	○

7. Wie ist Ihre Meinung zur Nierenzellkarzinom- Leitlinie?

	trifft voll und ganz zu	trifft eher zu	teils/teils	trifft eher nicht zu	trifft überhaupt nicht zu
die behandelten medizinischen Fragen/Probleme sind differenziert beschrieben	○	○	○	○	○
gesundheitlicher Nutzen, Nebenwirkungen und Risiken sind berücksichtigt	○	○	○	○	○
die Empfehlungen sind spezifisch und eindeutig	○	○	○	○	○
die verschiedenen Handlungsoptionen für das Versorgungsproblem sind dargestellt	○	○	○	○	○
es existieren Angaben, welche Maßnahmen unzweckmäßig, überflüssig oder obsolet sind	○	○	○	○	○
der Ablauf des medizinischen Entscheidungsprozesses kann systematisch nachvollzogen und schnell erfasst werden	○	○	○	○	○
ein Konzept zur Implementierung der LL wird beschrieben	○	○	○	○	○
der LL ist eine Beschreibung zum methodischen Vorgehen (Leitlinien-Report) hinterlegt	○	○	○	○	○

8. Wie ist Ihre Meinung zur Libido- und Erektionsstörungen- Leitlinie?

	trifft voll und ganz zu	trifft eher zu	teils/teils	trifft eher nicht zu	trifft überhaupt nicht zu
die behandelten medizinischen Fragen/Probleme sind differenziert beschrieben	○	○	○	○	○
gesundheitlicher Nutzen, Nebenwirkungen und Risiken sind berücksichtigt	○	○	○	○	○
die Empfehlungen sind spezifisch und eindeutig	○	○	○	○	○
die verschiedenen Handlungsoptionen für das Versorgungsproblem sind dargestellt	○	○	○	○	○
es existieren Angaben, welche Maßnahmen unzweckmäßig, überflüssig oder obsolet sind	○	○	○	○	○
der Ablauf des medizinischen Entscheidungsprozesses kann systematisch nachvollzogen und schnell erfasst werden	○	○	○	○	○
ein Konzept zur Implementierung der LL wird beschrieben	○	○	○	○	○
der LL ist eine Beschreibung zum methodischen Vorgehen (Leitlinien-Report) hinterlegt	○	○	○	○	○

9. Ist Ihrer Meinung nach die Schaffung von Behandlungszentren besser geeignet als die Entwicklung und Publikation von LL, um die Versorgungsqualität bei Tumorpatienten zu verbessern?

	Behandlungszentren sind sinnvoller				Leitlinien sind sinnvoller
	stimme voll und ganz zu	stimme eher zu	teils/teils	stimme eher nicht zu	stimme überhaupt nicht zu
Prostatakarzinom	○	○	○	○	○
Blasenkarzinom	○	○	○	○	○
Keimzelltumor	○	○	○	○	○
Nierenzellkarzinom	○	○	○	○	○

10. Welche Form der Verteilung von LL würden Sie für die Zukunft favorisieren?

Mehrfachauswahl möglich!

☐ Newsletter der DGU, über E-Mail-Verteilersystem

☐ Newsletter der DGU, postalisch

☐ systematische sequenzielle Publikation von LL im „Urologen"

☐ systematische Vorstellung der aktuellen LL auf dem Kongress der DGU

☐ Abrufmöglichkeit auf dem Portal der DGU im Internet

☐ spezielle Fortbildungen

11. Sollten Krankenkassen Leitliniennutzung durch ein Honorarsystem unterstützen?

stimme voll und ganz zu	stimme eher zu	teils/teils	stimme eher nicht zu	stimme überhaupt nicht zu
○	○	○	○	○

12. Welche der aufgeführten Faktoren stellt für Sie ein Problem in der Nutzung urologischer Leitlinien dar?

	stimme voll und ganz zu	stimme eher zu	teils/teils	stimme eher nicht zu	stimme überhaupt nicht zu
mangelnde Aktualität	○	○	○	○	○
nutzerunfreundliche Formate	○	○	○	○	○
komplizierte Anwendbarkeit	○	○	○	○	○
Flexibilitätseinschränkung durch LL-Vorgaben	○	○	○	○	○
widersprüchliche LL	○	○	○	○	○
schwieriges Auffinden	○	○	○	○	○
Zeitmangel	○	○	○	○	○

13. Wo sind Sie urologisch tätig?

Praxis ○   Klinik ○

14. In welchem Bundesland sind Sie urologisch tätig?

○ Baden-Württemberg ○ Hessen ○ Sachsen
○ Bayern ○ Mecklenburg-Vorpommern ○ Sachsen-Anhalt
○ Berlin ○ Niedersachsen ○ Schleswig-Holstein
○ Brandenburg ○ Nordrhein-Westfalen ○ Thüringen
○ Bremen ○ Rheinland-Pfalz
○ Hamburg ○ Saarland

15. Über welche Berufsermächtigung verfügen Sie?

○ „große intravasale Onkologie"
○ „kleine intrakavitäre Onkologie"
○ keine onkologische Ermächtigung

16. Haben Sie je eine oder mehrere LL aus den folgenden Listen genutzt?

Wenn ja, bitte alle Zutreffenden ankreuzen!
Liste urologischer LL der Arbeitsgemeinschaft der Wissenschaftlichen Medizinischen Fachgesellschaften (AWMF)

- [ ] Diagnostik des Benignen Prostata-Syndroms (BPS)
- [ ] Therapie des Benignen Prostata-Syndroms (BPS)
- [ ] PSA-Bestimmung in der Prostatadiagnostik
- [ ] Diagnostik der Obstruktion des unteren Harntrakts beim Mann

---

- [ ] Therapie des Prostatakarzinoms
- [ ] Hodentumor
- [ ] Harnblasenkarzinom
- [ ] Nierenzellkarzinom

- [ ] Harnsteinleiden, Diagnostik
- [ ] Harnsteinleiden, Metaphylaxe
- [ ] Indikation zur Steintherapie
- [ ] Techniken der interventionellen und operativen Steintherapie

---

- [ ] Indikation zur urodynamischen Diagnostik beim Erwachsenen
- [ ] Diagnostik bei Blasenfunktionsstörungen der Frau
- [ ] Diagnostik bei konnatalen Dilatationen der Harnwege
- [ ] Der intermittierende Katheterismus bei neurogener Blasenfunktionsstörung

---

- [ ] Diagnostik der Blasenfunktionsstörungen beim Kind
- [ ] Harnsteinleiden bei Kindern
- [ ] Harnwegsinfektion im Kindesalter
- [ ] Diagnostik der Harntransportstörung in der Kinderurologie
- [ ] Therapie der Harntransportstörung in der Kinderurologie
- [ ] Abklärung der Harninkontinenz in der Kinderurologie
- [ ] Urodynamik in der Kinderurologie

- [ ] Abklärung des vesikorenalen Refluxes und therapeutische Empfehlungen
- [ ] Kryptorchismus
- [ ] Phimose

- ☐ Hypospadie
- ☐ Fehlbildungen der Niere

- ☐ Perioperative Prophylaxe bei Eingriffen an den Harnwegen und im männlichen Genitalbereich
- ☐ Stationäre und ambulante Thromboembolieprophylaxe in der Chirurgie und der perioperativen Medizin
- ☐ Nierentransplantation
- ☐ Nachsorge von Patienten mit Harnableitung unter Verwendung von Darmsegmenten

---

- ☐ Urologische Betreuung des frisch Querschnittgelähmten
- ☐ Rehabilitation der Blase bei Querschnittlähmung
- ☐ Urologische Langzeitbetreuung des Querschnittgelähmten

- ☐ Störungen der sexuellen Differenzierung
- ☐ Libido- und Erektionsstörungen
- ☐ Genitalerkrankungen durch Humane Papillomviren (HPV)
- ☐ Synopse der sexuell übertragbaren Erkrankungen (STDs) mit Primärsymptomen im männlichen Genitale

---

- ☐ keine der AWMF- LL

<u>Liste urologischer LL der European Association of Urology (EAU)</u>

- ☐ Non-Muscle Invasive Bladder Cancer
- ☐ Muscle-invasive and Metastatic Bladder Cancer
- ☐ Prostate Cancer
- ☐ Renal Cell Carcinoma
- ☐ Testis Cancer
- ☐ Penile Cancer
- ☐ Benign Prostatic Hyperplasia

- ☐ Erectile Dysfunction
- ☐ Male Infertility
- ☐ ISA, ISSAM, and EAU Collaborative group - Investigation, treatment and monitoring of late-onset hypogonadism in males
- ☐ Urinary and Male Genital Tract Infections
- ☐ Incontincence
- ☐ Neurogenic Bladder Dysfunction

☐ Urolithiasis

☐ Paediatric Urology (collaborative group)
☐ Urological Trauma
☐ General Pain Management
☐ Chronic Pelvic Pain
☐ Renal Transplantation

☐ keine der EAU- LL

Liste urologischer LL der American Urological Association (AUA)

☐ Prostate Cancer ('07)
☐ Management of Erectile Dysfunction
☐ Staghorn Calculi ('05)
☐ Premature Ejaculation ('04)
☐ Management of BPH ('03)
☐ Management of Priapism ('03)
☐ Antibiotic Prophylaxis/Joint Replacemt. ('03)

☐ Infertile Male ('01)
☐ Azoospermic Male ('01)
☐ Obstructive Azoospermia ('01)
☐ Varicocele and Infertility ('01)
☐ Microscopic Hematuria ('01)
☐ PSA ('00)

☐ Bladder Cancer ('99)
☐ Female Incontinence ('97)
☐ Ureteral Stones ('97)
☐ Vesicoureteral Reflux ('97)

☐ keine der AUA- LL

[Fragebogen senden] [Zurücksetzen]

D Publikationsliste

Folgende Veröffentlichungen enthalten Bestandteile der vorliegenden Arbeit:

J. Busch, C. Röllig, L. Weißbach, C. Kempkensteffen, S. Hinz, C. Jahnke, M. Schostak, M. Lein, S. Weikert, C. Stephan, S. Deger, G. Ollenschläger, K. Miller, M. Schrader. Entscheidend ist, was ankommt – Urologische Leitlinien aus Sicht der Zielgruppe. Urologe A, 2009; 16. Okt (online): 1-7

J. Busch, C. Röllig, L. Weißbach, C. Jahnke, C. Kempkensteffen, S. Hinz, M. Schostak, C. Stephan, S. Weikert, G. Ollenschläger, K. Miller, M. Schrader. Use of national and international guidelines by German urologists - Results of a survey. European Journal of Integrative Medicine 2 (2010): 129–133

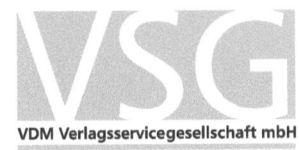

Die VDM Verlagsservicegesellschaft sucht für wissenschaftliche Verlage abgeschlossene und herausragende

Dissertationen, Habilitationen, Diplomarbeiten, Master Theses, Magisterarbeiten usw.

für die kostenlose Publikation als Fachbuch.

Sie verfügen über eine Arbeit, die hohen inhaltlichen und formalen Ansprüchen genügt, und haben Interesse an einer honorarvergüteten Publikation?

Dann senden Sie bitte erste Informationen über sich und Ihre Arbeit per Email an *info@vdm-vsg.de*.

Sie erhalten kurzfristig unser Feedback!

VDM Verlagsservicegesellschaft mbH
Dudweiler Landstr. 99
D - 66123 Saarbrücken
Telefon +49 681 3720 174
Fax +49 681 3720 1749
www.vdm-vsg.de

Die VDM Verlagsservicegesellschaft mbH vertritt

 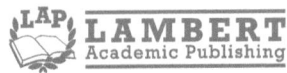 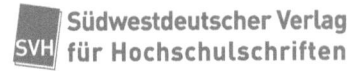

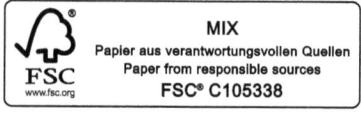

Printed by Books on Demand GmbH, Norderstedt / Germany